元がんセンター医師の告白

「がん」になったら、私はこの代替医療を選択する

安藤由朗
Ando yoshiro

現代書林

はじめに

いまや日本人の３人に１人ががんで死ぬ時代です。平成16年のデータによると、１年間にがんで死亡した人は32万３３４人に達しました。１日あたり８７７人ががんで亡くなった計算になります。

60年ほど前までは、がんは日本人の死亡原因の４位でした。それよりも結核や肺炎、脳血管疾患で亡くなる人がずっと多かったのです。ところが80年代になると、がんが日本人の死因第１位に躍り出ました。

どうして、がんによる死亡がこれほど急増したのでしょう？

意外だと思われるかもしれませんが、がんは、高血圧や糖尿病、高脂血症などと同じように生活習慣病の一つと考えられています。生活習慣病とはいうまでもなくその人の生活習慣がもたらした病気のことです。

がんと関係のある代表的な生活習慣といえば、みなさんまず「たばこ」を思い浮かべるでしょう。日本人男性の死因のトップは肺がんです。最近はとくに中高年男性の喫煙は減少傾向にありますが、死因として肺がんが多いのは以前の高い喫煙率が大きく影響しています。

たしかに喫煙は、がんの原因としていちばんよく知られる生活習慣です。でも、実は私たちの生活習慣の大部分を占めるのは食習慣と運動習慣です。とくに、誤った食生活はがんを引き起こす最大の原因になります。

近年、日本では肺がんと並んで大腸がんが増えています。これが戦後、急激に進んだ食事の欧米化がもたらした結果だということはもはや常識です。現在の日本人の食生活は高脂肪・低繊維にシフトし、摂取栄養素のバランスが大きく崩れています。

大腸がんに限らず、がんは主に食生活の破綻による「究極の生活習慣病」ということができます。がんやアレルギー疾患といったさまざまな現代病の大きな原因の一つが「ミネラル」の欠乏です。ミネラルは人間が生きていくために最も重要な栄養素の一つです。このミネラルバランスの崩れががんを引き起こしている一因と考えられるのです。

がんは、人間のからだを構成する60兆個の細胞の中のわずか1個のエラーから始まります。遺伝子が突然変異することで1個のがん細胞が生まれ、それが徐々にからだ全体を乗っ取っていってしまいます。

でも、人には生まれつき、がん細胞をやっつける能力が備わっています。それが免疫システムです。がん細胞ができても免疫力が強ければがんは発症しません。このシステムを担う免疫細胞がミネラルをとることでパワーアップすることはもはや常識です。

近年の医学はとても複雑になりましたが、病気を治す基本的なアプローチというのは古今東西変わることはありません。がんも例外ではありません。考え方は至ってシンプルです。

食事など人間の基本となるライフスタイルを改善することで病気と闘う力（免疫力）をアップさせた上で、病の直接の原因（がん細胞）に働きかける。その結果、人間の自然治癒力（自己回復力）が高まってがんが治るわけです。

ところが、がん医療を行っている医師のほとんどが「食事」にはまったく無頓着です。がんになると、医師に「タバコをやめるように」と厳しく指導されます。でも、「食生活をこう改善するように」とはあまりアドバイスされないのではないでしょうか。それが私には不思議でならないのです。

一般に大きな病院でがんと診断された場合、医師から提案される治療法は手術、抗がん剤療法、放射線療法がほとんどでしょう。考えてみればすぐわかりますが、どれをとっても所詮は対症療法にすぎません。根本原因にアプローチする治療メニューは提示してもらえないのです。しかも、手術をしてもミクロのレベルで見るとがんが取りきれていないことも多いため、やがて再発するケースが少なくありません。抗がん剤療法や放射線療法にはみなさんごぞんじのように強い副作用があり、からだがボロボロになって逆に死期を早めることも珍しくありません。

かつて私は、国立九州がんセンターのターミナルケア病棟に勤務していました。専門は整形外科なので、主にがんの骨転移の患者さんを担当することがほとんどでした。つまり末期の患者さんです。西洋医学ではもはや打つ手がない方ばかりです。ですから、日々衰えていきやがて亡くなっていく姿を、医師でありながらただ為す術もなく傍観しているしかありませんでした。このことは私にとって強烈なマイナスの体験として残りました。

がんセンターで西洋医学の限界を嫌というほど痛感した私は、さまざまな経緯があって10数年ほど前から代替療法に取り組むようになりました。

代替医療とは現代の西洋医学以外の医学療法で、人間が本来もっている自然治癒力、免疫力を高めて体内環境を整えて、病気の治療や予防を行う療法です。西洋医学の限界を補う治療として最近注目が高まっています。

詳しくは後述しますが、私が現在がん患者さんに対して行っている治療は「食事療法・水療法」「洗腸・浣腸（腸のメンテナンス）」「フコイダン療法」「免疫力を高めるワクチン療法」の4つの組み合わせです。多くの試行錯誤の末、こうした治療に行き着いたのです。

私はこれを「安藤式四位一体療法」と呼んでいます。患者さんの状態によってそれぞれを適宜組み合わせることで、がんに対して大きな効果が得られます。それも単なる延命ではなく、がん細胞が消失してしまう患者さんも少なくありません。これまでに私はおそらく1500人を越えるがん患者さんの治療を手がけてきましたが、余命1年の患者さんでもおよそ8割はがんが改善しています。

なぜ、がん治療に取り組む医師の多くが、食習慣の是正などにより免疫を高めるというごく当たり前の治療を行っていないのでしょう？

一つには、おそらくこういう思いこみがあるのではないでしょうか。

――イッツ・トゥ・レイト（もう遅すぎる）

がんの原因の多くがライフスタイルにあることは誰もが知っています。でも、ひとたびがんにかかってしまったら、いまさら生活習慣を改善しても手遅れだろう。多くの医師が漠然とそう考えているのではないかと思います。

でも、がんになってからでも決して遅くはありません。人間のからだにダメージを与えず、生活環境をほとんど変えない自然なアプローチで、恐るべきがんに打ち克つ方法があるのです。

では、これからそのことを詳しく説明していきましょう。

◆目次

「がん」になったら、私はこの代替医療を選択する

はじめに

PART 1 がんセンターで見たがん治療の問題点

がんセンターで多くの末期患者を担当 16
医師として無力感にとらわれる日々 19
一度できると死なないがん細胞 21
「早期がん」と「進行がん」を分けるのは手術の可否 24
西洋医学的がん治療の現状と限界 27
外科療法は患者の体力を奪う 30
正常細胞へのダメージもある放射線療法 32
抗がん剤療法は患者の死期を早める 33
西洋医学に免疫の視点を取り入れる 36

PART 2 がんと闘うパワーをつける食事療法が大切だ
妻のアトピーをきっかけに代替医療と出会う 40
アメリカではがん患者の8割が代替医療を利用 43
がんになる最大の原因は食生活にある 47
食品が発がんにどう影響するのか 50
食事療法でがんと闘う基礎体力をつける 52
がんを治すには日本古来の食事を 54
ミネラルは免疫細胞をパワーアップさせる 55
がんの始まりは細胞の「酸化」 57
がんをやっつける発酵食品のパワー 60
「アルカリ性食品」中心の食事を 63
活性酸素が血液を酸性方向に傾ける 65
PART 3 「水」のもつエネルギーを治療に応用する
ミネラルウォーターは本当にからだにいいのか? 68

「波動還元水」は還元力があり、生命エネルギーの高い水 71
活性酸素が原因の病気は「活性水素」で治す 74
家庭で簡単につくれる波動還元水 74
臭い、黒い、沈む便は「がん」の危険信号 75

PART 4 がん治療の救世主「フコイダン」に出会う

フコイダンの威力にカルチャーショックを受ける 80
がん細胞をアポトーシスさせるフコイダン 83
推論——フコイダンは異常細胞を正常細胞に変える 85
免疫力・自然治癒力を高める効果も 88
最大の免疫器官「腸」に働きかける 90
フコイダンはがん細胞を兵糧攻めにする 92
フコイダンはなぜ医薬品にならないのか？ 93

PART 5 波動エネルギーを指標に四位一体療法の実践へ

そのサプリメントは「私のがんに効きますか？」 96

波動を測定するMRAとの出会い 99
効果のあるサプリメントはわずか2% 102
波動測定でがん患者の状態を分析 104
水はエネルギーや情報を媒介する 107
「体質」ははたして変えられるか? 112
複数の治療の組み合わせ「安藤式四位一体療法」 114
波動検査5以上のがんなら治癒も可能 118

PART 6

この代替医療ならがんと十分に闘える!

四位一体療法のベースは食事療法 122
玄米食をおいしく食べるには? 126
健康食のキーワード「まごわやさしい」 128
食事療法を成功させるためのコツ 129
波動還元水を毎日2~3リットル飲む 131
洗腸で腸内環境と免疫を改善する 133
フコイダンは製造過程が重要 136
低分子フコイダンだから全身のがんに到達 139
フコイダンの効果増強にはアミノ酸が必要 141

食事では不足するミネラルはサプリメントで 143
重症患者にはワクチンを併用 145
遠赤外線を使った全身温熱療法 149
精神的ケアのためのカウンセリングを重視 152
がんを防ぐための12カ条 157

PART 7 代替医療でがんと闘い、勝利を収めた患者たち

CASE 1 肺がん N・Nさん／47歳／男性／愛知県在住 160
悪性肺がんで余命3カ月と診断されるが四位一体療法ですでに2年近く延命

CASE 2 肝臓がん Y・Kさん／66歳／男性／大阪府在住 164
西洋医学的治療を完全拒否して受診代替医療で約半年後に肝臓がん消失

CASE 3 前立腺がん E・Mさん／74歳／男性／福岡県在住 169
三位一体療法を続けて4カ月で波動スコアが4から8へ改善

CASE 4 肺がん T・Kさん／61歳／男性／長崎県在住 173

手術不能の肺がんに代替医療で挑む10カ月後にCT上で腫瘍消失を確認

CASE 5 すい臓がん　M・Sさん／76歳／男性／福岡県在住　177
四位一体療法で1年以上延命したもののがんの進行の早さには追いつけなかった

CASE 6 乳がん　M・Iさん／47歳／女性／福岡県在住　181
手術を拒否して代替医療に賭けるがん消失は未確認ながら乳房温存に成功

おわりに

PART 1

がんセンターで見た がん治療の問題点

がんセンターで多くの末期患者を担当

私は九州大学医学部付属病院、福岡日赤病院での勤務を経て、1994年に九州大学の教授の命により国立九州がんセンターに赴任しました。13年ほど前のことです。当時、私はまだ29歳でした。

所属した診療科は、骨・軟部腫瘍の治療を行う外科（整形外科）です。

「骨腫瘍」は、文字どおり骨に発生した良性腫瘍やがんのことで、代表的な病気としては骨肉腫やユーイング肉腫、軟骨肉腫などがあります。「軟部腫瘍」は、筋肉や脂肪、血管、腱、神経といった軟部組織・器官から発生した腫瘍です。手足や背中などにできることが多いので、整形外科の病気として扱われます。悪性のものは軟部肉腫と呼ばれます。これらの患者さんが約半数を占めます。

残りの半数は、転移性（二次性）骨腫瘍の患者さんです。これは乳腺や肺、消化器などのがんの骨転移です。がんは最後には骨や脳に転移しますから、つまり末期の患者さんのターミナルケアを中心に行っていたわけです。

骨転移してしまった方はもはや手術は不可能です。こうなると現代の医学では、抗がん剤による化学療法や放射線療法で延命をはかるぐらいしか打つ手はありません。

近年、抗がん剤は免疫力を落としてかえって余命を縮めるということを多くの医師が指摘しています。私の印象としても、率直にいって、化学療法や放射線療法が患者さんの死期を早めてしまうケースがほとんどでした。

ある医師は著書で「抗がん剤は転移促進剤だ」とはっきり糾弾しています。九州がんセンターでそうした多くの患者さんの姿を見てきた私の最終的な見解もそのとおりだと思います。

あとで詳しくお話ししますが、がん治療の基本はやはりからだに免疫力をつけることです。ところが、西洋医学には免疫力を増強する治療法はありませんし、そもそもそういう発想がないのです。

私は、29歳の若造ながら、当時から一般的な西洋医学的がん治療に疑問を抱いていました。免疫力を上げなければ、がんという強敵には到底立ち向かえないのではないかということにも気づいていました。

しかし、がんセンターにはがんセンターの方針があります。自分勝手な治療法を行うわけにはいきませんでした。当時はまだ代替医療には出会っていませんでしたが、仮に代替医療をやりたいといっても許されなかったはずです。結局、がんセンターというのも大学と同じで、教授や院長を頂点としたピラミッド型の封建社会ですから。そういう組織のなかでたった一人が「免疫療法を」などと主張しても、村八分になり、危険分子として排除されるのがオチです。

患者さんのなかには感心するほど勉強している方もいます。「抗がん剤治療は受けない」とはっきりいう人もいます。でも、ほとんどの患者さんは医師に強くすすめられれば従わざるをえません。そういう雰囲気が医師にも患者さんにもあります。

当時、同僚たちの多くがやはり西洋医学的アプローチの限界を感じていました。別の方法を模索できないかと考えていた医師もいたでしょう。でも、一人の医師の力では状況を変えることはとてもできなかったのです。

ですから、理不尽と感じてはいても、患者さんには事務的に、西洋医学の通り一遍の抗がん剤療法や放射線療法などで延命をはかるしかありませんでした。といっても、本当は延命にはならないのですが……。

もちろん、こうした治療でがんが一時的に小さくなることもあります。ですが、それでもまた何カ月後かには再発して、結局はからだが少しずつ弱っていき亡くなってしまう。そんなケースが大部分です。

抗がん剤治療は繰り返すごとに体力が落ちていきます。免疫状態が明らかに悪くなります。ですから、見ていると「あと2、3カ月だろうな」というのがわかってしまうのです。患者さんに抗がん剤治療をすすめて「頑張りましょう」といいつつも、内心では「でも、あと3カ月ももたないだろうな……」と思ってしまっている自分がいる。かといって、「もう手の施しようがないから帰ってください」と突き放すわけにもいきません。

当時、がんセンターの医師たちはそういう虚しさを抱えながら日々の診療を行っていたような気がします。

医師として無力感にとらわれる日々

九州がんセンター時代のなかでとくに印象の残る患者さんがいらっしゃいます。というか、私にとって精神的にきつい体験でした。

患者さんは27歳の女性です。転移ではなく、骨の原発のがんでした。まだ20代だというのに3回も再発を繰り返したのです。

2回目に再発したときの治療がまあまあうまくいって、一応完治ということになっていました。結婚も決まり、彼女はようやく希望を持ち始めました。そんな矢先のことでした。またも再発してしまったのです。

まだ20代という若さ。婚約も決まり、人生これからというときです。3回目の再発を告げるのは心が痛みました。告げたときに彼女は泣き出してしまいました。そして、ひとしきり泣いたあとで私に向かってこういいました。「先生、じゃあ私はいつ治るの？」と——。

私にはもはや返す言葉がありませんでした。

完治できるといったら嘘になります。難病で、あちこちに転移するケースがほとんどだからです。かといって、その事実をストレートに告げるのも酷な話です。

話題を逸らして、「もう1回、抗がん剤で頑張ってみましょう」というしかありませんでした。このときの罪悪感をどう表現すればいいでしょう。

いったい自分は何をやっているのだろう？　私は何度も自問自答しました。

医者なのに目の前の患者さんを助けられない。何ひとつとしてお手伝いできない。医師としてこれほどの無力感におそわれたことはありません。

ほとんど毎日がそういうことの繰り返しでした。とくに、骨肉腫とか骨の原発のがんは若い人に多いのです。どれだけ勇気づけて治療にのぞんでも、6カ月～1年で亡くなるのが目に見えています。

いつも暗い気持ちで病院に通っていたことをいまでも覚えています。

一度できると死なないがん細胞

「がん」とはいったいどのような病気なのでしょう？

そのメカニズムを少し説明しましょう。

私たちのからだは約60兆個もの細胞からできています。それらの細胞が集まって臓器や皮膚、骨などを形成しています。これらの細胞はきわめて小さなもので、１００個が集まってやっと1ミリという大きさです。

これらの細胞は永久に生き続けるわけではありません。正常な細胞には一定の寿命があります。細胞の生死は遺伝子によってコントロールされています。それぞれの細胞のＤＮＡにあらかじめプログラミングされた分裂回数を繰り返し終え老化して役割を終えたときや、細胞分裂に失敗して遺伝子にエラーが起こったときなどには、細胞はみずから死んでいきます。この現象を「アポトーシス」（プログラムされた細胞の自然死）といいます。

アポトーシスの例としてよく引きあいに出されるのが「水かき」の話です。

私たち人間は胎児のころ、手のひらには水鳥の足の水かきのように、一枚の小さい板のような形をしています。それが成長するにしたがって、水かきに切れ込みが入り、指が1

本1本分かれていきます。このとき、指と指の間にあった水かきの細胞はアポトーシスによって自然になくなっていきます。

こうした目に見える器官だけではなく、体内のほとんどの正常細胞は、毎日アポトーシスを繰り返しています。分裂して自分と同じ細胞をコピーしたり、新しい機能をもった細胞をつくりだしたりする一方で、古い細胞は次々と壊されていきます。こうして古い細胞は死に、新しい細胞と入れ替わる「代謝」を繰り返すことで、私たちのからだはいつも60兆個という細胞の数をキープしています。

つまり、「細胞はあらかじめ死ぬことが予定されている」のです。とても逆説的で不思議な話ですが、これこそ私たちが健康に生きていくための絶対条件なのです。

ところが、ときに遺伝子のエラーによって、これらの細胞のなかでアポトーシスすることを忘れて半永久的に生き続けるやっかいものが現われます。

これが「がん細胞」です。

1つの細胞のなかには約5万個の遺伝子が組み込まれているといわれます。そのなかには、細胞をがん化させる「がん遺伝子」(プロトガン遺伝子といわれます)も含まれています。一方、がんをおさえこむ「がん抑制遺伝子」もあります。この2つは誰の細胞のなかにも存在しています。

通常は、がん遺伝子は眠った状態にあります。ところが、がん遺伝子とがん抑制遺伝子のバランスが崩れると、あるがん細胞が突如として増殖を始めます。

がんは最初、一つの正常な細胞から始まります。がん遺伝子はイニシエーターと呼ばれる発がん物質（タバコ、ウイルス、活性酸素、放射線、紫外線、排気ガスのタール成分、アスベスト、過度の塩分など）の影響によって突然目覚め、正常な細胞を傷つけて変異を起こします。その結果、正常細胞はがん細胞へと変身します。宗教みたいな言葉ですが、この第1段階をイニシエーションといいます。

そして、プロモーターと呼ばれるがん促進物質（タバコ、アルコール、脂肪、過度の塩分など）が作用すると、がん細胞はドミノ倒しのように無限連鎖して、次々と勝手に分裂増殖を繰り返していきます。これが第2段階で、プロモーション（促進期）と呼ばれます。

がん細胞の怖いところはアポトーシスをしないということです。つまり、一度できると死なない、まるでフランケンシュタインのような細胞なのです。しかも、アポトーシスを忘れて際限なく分裂し増え続けていきます。

しかも、がんは自分の細胞が突然変異を起こしたものなので、もともと外部からの敵を攻撃するために私たちのからだに備わっている免疫システムが働きにくいという怖さもあります。

いったん細胞ががん化すると、10年20年をかけて分裂を繰り返して約10億個に増えます。これが第3段階。プログレッション（進行期）です。

このときのがんは小指の先ほどの大きさです。CTや超音波エコー検査などで肉眼的に発見されるのがだいたいこの大きさです。そして、認識される大きさになった途端に、さらに急激な勢いを得て増殖を繰り返していきます。がん化した細胞は心臓以外のあらゆる部位に広がっていき、からだをむしばんでいきます。そして、1兆個のがん細胞が集まるころになると、がんは全身で転移を繰り返し、生命の危機に直面することになります。

「細胞のアポトーシス」はがんを治す上でのキーポイントでもあります。このあとも関連した話が出てくるので、しっかり覚えておいてほしいと思います。

「早期がん」と「進行がん」を分けるのは手術の可否

がんは1個の細胞が突然変異して始まるといいました。つまり、がん細胞は、私たちがとても気づくことのできないミクロのレベルでいつの間にか生まれているわけです。ところが、臨床的に診断できるようになるのは、がんがかなり大きくなってからです。

最近は検査機器の進歩により、がんが〝早期発見〟されるようになりました。それでも、自覚症状のないがんも多く、臓器によってはなかなか発見できないものも少なくありません。第一、〝早期発見〟できたとしても、前述したように実際には10年前にできているがんですから、そもそも早期といえるかどうかは疑問です。

一般に、がんは大きく「早期がん」と「進行がん」に分けられます。

早期がんは、基本的に病巣が1つで、がんが病巣の周囲に広がったり（浸潤といいます）転移したりしていない段階です。「転移」というのは、がん細胞が最初にできた部位（原発巣といいます）からリンパ節や血管を通って離れた部位に飛んでいき、そこで新しい病巣をつくることです。

早期がんは、原発巣を取り除けば治癒する可能性が高い状態をいいます。なお、早期がんよりももっと早い段階のごく初期のがんを「初期がん」と呼ぶこともあります。

進行がんは、ほかの器官や臓器に転移や浸潤がみられる状態です。適切な処置によって転移や浸潤部位のがん細胞を退治できれば治る可能性も残っています。

がん細胞が他の臓器などに次々と転移し、現代医療では治る見込みがないと判断された状態が「末期がん」です。西洋医学ではほとんど改善する可能性がないので延命治療あるいは緩和ケアに治療の主眼が置かれます。からだは徐々に衰弱していき、免疫力低下によって命にかかわる感染症を起こす危険も大きくなります。

このように、がんは腫瘍の大きさや深さ、臓器が冒されている広さ、転移があるかどうかなど病期によって進行度が分類されています。早期がんか進行がんかを判断するには、臓器などによっていろいろな基準がありますが、現実には手術ができるかどうかで決められることが少なくありません。

がんの「ステージ」という言葉もよく聞くと思います。これも「病期分類」のことで、がんの進み具合を表わす指標です。がんの進行度を局部と全身への進展の程度によって、ステージ1〜4に分類します。その分け方は臓器によって多少異なります。

肺がんを例に説明しましょう。

ステージ1＝がんが肺のなかにとどまっていて、リンパ節に転移がないもの。

ステージ2＝がんが肺のなかにとどまり、肺の入口にある肺門リンパ節にのみ転移したもの。

ステージ3＝他の臓器には転移していないが、縦隔と呼ばれる心臓や食道のある部分のリンパ節まで転移が及んでいるもの。

ステージ4＝肺の他の場所、脳、肝臓、骨、副腎など他の臓器に転移（遠隔転移）している場合。

多くの場合、ステージ1、2とステージ3の一部が手術の適応になります。ただし、ステージ1だから再発がないとはいえませんし、ステージ4でも長期に生存するケースもあります。

西洋医学的がん治療の現状と限界

もしもある日、からだの不調を感じて病院へ行き、医師に「がんです」という診断を下されたら、あなたはどうするでしょうか?

誰もが混乱し、動揺し、なかなかその事実を受けとめることができないと思います。でも、いずれ私たちは現実を受け入れて、勇気をもってがん治療にのぞまなければなりません。そのためには、自分の状態を正しく把握し、最善の治療法を選ぶ必要があります。

でも、医師から提示された治療メニューはどれも一長一短。しかも、どの治療法を選択しても治癒の可能性はあまり高くない。不幸にもそういう状況に直面する場合が少なくありません。けれども、なんとなく医師のすすめで手術に踏みきる、あるいは抗がん剤や放射線療法を受け入れることになる。そういう患者さんがほとんどではないかと思います。

がんの治療法はとくにこの10年、たしかに大きく進歩しました。予後が悪いとされていたさまざまながんの治癒率も上がっています。しかし残念ながら、繰り返しますが、いままでの西洋医学によるがん治療には間違いなく限界があります。

西洋医学によるがんの治療には大きく分けて局所療法と全身療法があります。

局所療法には「外科療法（手術）」と「放射線療法」があります。全身療法としては、「化学療法（抗がん剤療法）」や「ホルモン剤療法」、その他特殊な治療として「温熱療法」や「凍結療法」があります。

とくに、このなかでも一般に行われる治療は、手術、放射線療法、抗がん剤療法の3つです（標準治療法、三大治療法）。

がんになった場合、早期ならまず手術をする。手術が不可能あるいは取りきれなければ抗がん剤を投与するか放射線療法を行う。これが全国どこの病院でも行われているお決まりのコースです。まさにマニュアルどおり。でも、そんなマニュアルをいったい誰が決めたのでしょう。しかも多くの場合、患者さんは枠外におかれ、医師のペースで事はどんどん進んでいってしまいます。

しかし、はっきりいって、いずれの治療も根本的な有効性の面で大きな疑問があります。

それはこういうことです。

実は、西洋医学的な各種検査でがんが発見されるのは1センチぐらいになってからです。でも、ミクロのレベルで見れば、そのはるか以前にがん細胞ができていることはすでにお話ししました。がんが1センチになるまで10年かかるといわれています。つまり、いま1センチのがんが見つかったとしたら、それはもう10年前にできていたということです。いまの医学は進歩しているとはいっても、たかだか10年後のがんしか診断できないわけです。

「がんの早期発見・早期治療」といいますが、がんが10年間で1センチほどの一つの塊になる前に、もう全身に小さながんが回っています。だから、早期発見・早期治療で、そこだけ切除したり放射線で焼き殺したりしたとしても、ミクロのレベルでは完全には取り切れていないのでいずれは再発します。いつかはわかりませんが、間違いなく再発するのです。これは抗がん剤療法でも同じです。がんを叩いて小さくなったと一喜一憂しますが、目に見えないがん細胞が必ずいずれ牙をむきます。

手術や放射線で一命を取りとめたという例はたしかにあります。でも、そういう患者さんによくよく聞いてみると、健康食や免疫を上げるサプリメントなどを摂っています。理屈で考えれば、手術や放射線治療、抗がん剤でがんが完全に消失するなんていうことはありえません。

たとえば、お医者さんが「手術は成功しました。完全に切除しました」というのはあくまでもCTとか内視鏡などで肉眼的に見たレベルにすぎません。病理検査をして顕微鏡レベルで見ると、がん細胞が少し残っていることもあります。西洋医学的にはこのレベルで完治とされますが、それは本当の完治ではありません。

西洋医学でいう「早期発見・早期治療」ではがんは治りません。西洋医学は、木を見て森を見ていない。やはり、がんを根絶するには西洋医学だけでは限界があります。代替医療や東洋医学の考え方も取り入れて全体像で見ていく必要があると思います。

外科療法は患者の体力を奪う

外科療法は、がんの患部を直接手術で切除する方法です。がんのなかでも、血液を除くほとんどのがんに対して行われるポピュラーな治療です。主に乳がん、胃がん、直腸がんなどに対して行われます。

原則として、がんの主病巣と、決まった範囲の周辺のリンパ節ごとごっそりと取り除きます（リンパ節郭清といいます）。部位にもよりますが、リンパ節に転移している可能性がほとんどない場合には、内視鏡による切除が行われることもあります。

手術の適応は、患者さんのがんの状態や年齢、体力などを考慮して決められます。とくに初期の原発性のがんには効果的とされています。ただし、前述したように、ミクロのレベルではがん細胞は手術によって取り切れません。早期治療が成功したように見えても、それだけではいずれ再発したり転移したりするリスクが大です。

そもそも手術自体が患者さんのからだ組織に重大なダメージをもたらします。また、臓器を切り取ることで後遺症が残ることもあります。同時に、組織破壊によって免疫力が大きく損なわれてしまいます。そうなると、がんと闘う力も失われてしまいます。

リンパ節への転移を防ぐために行われるリンパ節郭清にも問題があります。というのは、リンパ節はがんと闘うための免疫細胞である「リンパ球」が出てくるところです。ですから、ここを取り去ってしまうと免疫が強く抑制されてしまうのです。

転移を防ぐためといいながら、現実にはリンパ節郭清を行っても5年生存率など手術後の経過はあまり変わらない場合が少なくありません。むしろ経過や予後が悪くなるという報告もたくさんあります。最近、リンパ節郭清は極力行わないという医師も増えています。

ちなみに、「5年生存率」というのは、がんの治療法の有効性を評価する一つの目安です。5年延命すればそのあとに亡くなったとしても一応治療効果があったと考えるのです。

高齢の患者さんは、手術によって体力・免疫力が急激に落ちたり、合併症を起こしたりする場合が少なくありません。こうなると術後の回復が困難になります。

その他のデメリットとしては、手術ですから当然痛みが伴いますし、麻酔によるからだへの負担や事故の危険もあります。

当然のことながら、重度・末期のがんには手術は適応されません。いたずらに患者さんの苦痛を増やすばかりです。

正常細胞へのダメージもある放射線療法

放射線療法というのは、X線、ガンマ線、重粒子線、陽子線などの放射線をがんに照射し、直接がん細胞を殺す治療法です。

悪性リンパ腫、甲状腺がん、白血病など手術ができない場合に行うのが一般的です。早期の咽頭がんや舌がん、子宮頸がんなどに有効ともされています。

臓器を切り取るわけではないので手術に比べれば生命の危険は少ないといえます。しかし、放射線を照射することで、がん細胞だけではなく正常な細胞まで殺してしまうリスクがあります。

放射線療法はひとことでいえばがんを焼き殺しているわけです。火事が起こっているから、1軒だけではなくて周りもやられてしまいます。がん細胞だけをピンポイントで殺す方法も開発されていますが、治療を行う医師の腕にかなり左右されることが多いので、周囲の正常細胞を傷つける危険性は常につきまといます。

もう一つの問題は「放射線障害」と呼ばれる副作用です。患者さんにとって、全身倦怠感、吐き気、貧血、食欲減退、皮膚のむくみ、胃腸粘膜の損傷などの苦痛を伴うことが少なくありません。後遺症や合併症の危険もあります。

それに日本ではアメリカのように放射線医が育っていません。そもそも専門医の絶対数が少なく、人口約26万人に対して1人しかいないのです。意外に思われるかもしれませんが、放射線治療を行っている病院は全国に約700施設しかありません。たとえば北九州市では放射線治療を行うことができる施設はたった一つだけです。仮に放射線療法が有効なケースがあったとしても、このような状況では満足な治療が受けられるとはとても思えません。

抗がん剤療法は患者の死期を早める

化学療法は、抗がん剤の投与が代表的です。抗がん剤は、がん細胞の分裂・再生といった新陳代謝を邪魔して、その活動をおさえる薬剤です。

抗がん剤の種類としては、がん細胞の増殖をおさえるアルキル化剤、がん細胞に栄養を与えないようにする代謝拮抗剤、がん細胞の細胞分裂をおさえる抗腫瘍性アルカロイド剤、抗腫瘍性の抗生物質などがあります。単独投与ばかりではなく、がんの種類や部位、重症度などにより2剤あるいは3剤と組み合わせて使われることもあります。

悪性リンパ腫や白血病など抗がん剤の効くがんもたしかにあります。抗がん剤を用いた化学療法は、全身療法ながらがんを直接攻撃してくれるのではと期待して、ほとんどの患者さんに用いられます。でも、その効果には疑問符がつけられています。

抗がん剤と聞くと多くの人が「副作用」をイメージすると思います。実際にそのとおりで、患者さんのからだに大きな負担を強います。

そもそも抗がん剤は、放射線療法と同様に正常な細胞にもダメージを与え、その新陳代謝などの生体活動もすべておさえこんでしまいます。がん細胞の活動をおさえるために、すべての細胞を犠牲にしているというわけです。

抗がん剤治療を受けると、吐き気、倦怠感、貧血、脱毛、肝機能障害などの副作用に苦しむケースがほとんどです。また、白血球が減少し、強い免疫抑制状態におちいります。

しかも、こうした副作用によって亡くなる方も少なくありません。「がん」ではなく、「抗がん剤」が直接の引き金になって死んでしまうのです。

その一例が「夢の抗がん剤」とまでいわれた「イレッサ」です。

イレッサは２００２年に、世界に先駆けて日本で承認された肺がん用の飲む抗がん剤です。がんの増殖に関係する特定の分子をピンポイントに狙い撃ちする分子標的治療薬として注目されました。「がんだけをターゲットにするので致命的な副作用が少ない」というふれこみでセンセーショナルにデビューしました。

ところが発売後、重篤な肺障害などの副作用による死亡例が相次ぎました。厚生労働省の調査ではイレッサでの副作用死亡者数は７０６人に上っています（２００７年６月現在）。

ことはイレッサだけの問題ではありません。どのような抗がん剤にも副作用死のリスクは約２％つきまとっているといわれます。

たしかに、抗がん剤が効くケースもあります。ですが、同じがんで同じ重症度の患者さんに同じ抗がん剤を使っても、効果のある人もいれば全く効かない人もいます。しかも、抗がん剤の適量も患者さんによって10倍以上の差があります。

このように抗がん剤はまさに「両刃の剣」という要素が大きいのです。

そもそも、がんの大きさが半分以下になればその抗がん剤が「効いた」ということになっています。これはどう考えてもおかしいと思いませんか？　治療法としてあまりにも不完全ではないでしょうか。

西洋医学に免疫の視点を取り入れる

すでにおわかりのことと思いますが、現在、普通に行われているがんの三大治療法は、いずれも表面的・一時的に症状を消失・緩和させる「対症療法」にすぎません。つまり、単なるその場しのぎの治療なのです。

手術や放射線治療、抗がん剤治療は目に見える範囲のがんを取り除いたり、がんを小さくしたりする効果はあるかもしれません。でも、がんを完全になくすことはできません。多くのがん患者さんは、対症療法による一時的な改善と転移を繰り返しながら、そのうちに亡くなっていきます。しかし、がんで死亡させても病院の評価は落ちませんし、世間もある意味で当然のこととして受け止めます。「治療は尽くしたのだから仕方がない」といったがんに対するこの後ろ向きの姿勢は、患者さんにとっては不幸なことです。そもそも、本当に「有効な治療」を尽くしたのでしょうか？

冒頭で、日本では年間約32万人ががんで亡くなっていると書きました。実は、その7～8割の方は「がん」で死んでいるのではなく、これら三大治療の副作用の影響で免疫が急激に低下し、感染症などにかかって亡くなっていると考えられています。

繰り返します。がんという強敵に勝つためには、まずはからだの免疫力を高めて病気との戦闘準備態勢を万全にしておくことが何よりも重要なのです。免疫力は栄養状態や精神状態などに大きく左右されます。一般に、抗がん剤療法や放射線療法を選択すると、あたかも「がんと前向きに闘う」といったイメージをもたれます。逆に、ホスピスや緩和ケアは医学の敗北であるかのようにとらえられます。でも、私は同じ西洋医学でも、まだホスピスのほうが前向きな治療になりうると思うのです。

というのは、抗がん剤などによる副作用の苦痛から解放され、がんの痛みもやわらげ、平穏な心身状態で暮らすことは免疫に必ずよい影響を与えるはずだからです。抗がん剤や放射線療法をするよりもはるかに「延命」できる可能性があると思います。事実、余命2～3カ月と宣告された患者さんがホスピスに移って半年～1年と生きるケースも少なくありません。そう考えると、「抗がん剤というのはいったい何なのか？」という根本的な疑問に立ち返るわけです。

実際に抗がん剤が効くと思って投与している医師はきわめて少ないはずです。

とても興味深いデータがあります。

2005年のある医療雑誌に、がんの末期医療に関する特集が掲載されました。そのなかで医師200名に対するアンケート調査が行われています。「あなたがもしがんになったら抗がん剤治療を受けますか?」という質問に対して、なんと82%が「受けない」と回答しています。患者さんにはすすめるけれど自分だったら受けない。もはや多くを語るまでもありません。これがまさに抗がん剤治療の是非に対する答えではないかと思います。

がんセンターのような病院でも、西洋医学を基本としながら免疫的なアプローチを併用することは不可能ではないはずです。でも残念ながら、そういう発想は全くありませんでした。

私は九州大学病院からの出向で九州がんセンターに勤務しました。ある日、大学に戻るようにとの指示がありました。西洋医学的ながん医療に疑問を感じていた私は、渡りに舟とばかりに九州がんセンターを辞めました。正直、残りたいという気持ちはもう全くありませんでした。

私は現代のがん治療のすべてを否定するつもりはありません。患者さんによっては効果が現われる治療もあります。しかし、西洋医学的ながん治療にはデメリットが数多くあることも事実です。私が患者さんにいいたいのは、それぞれメリットとデメリットを天秤にかけながら治療法を慎重に選んでほしいということです。

正しい選択と万全の態勢をもって治療に取り組めば、がんは決して「不治の病」ではありません。

PART 2

がんと闘うパワーをつける食事療法が大切だ

妻のアトピーをきっかけに代替医療と出会う

九州がんセンターを辞した私は再び九州大学病院整形外科教授の命を受け、１９９５年6月からある民間病院の整形外科に勤務することになりました。

そして、ひょんなことから知り合った友人のすすめで還元水による水療法を試すことになったのです。

きっかけは、妻のアトピー性皮膚炎でした。

アトピー性皮膚炎は治りにくい慢性のアレルギー疾患で、一般的な医学の常識としてはステロイド外用薬を塗り続けなければコントロールできない病気です。でも、ステロイド外用薬は皮膚の炎症をおさえる対症療法にすぎませんし、長く塗り続けると副作用の心配もあります。これをなんとかしてやれないだろうかと思っていたところに、ある友人から「水を使ってアトピー性皮膚炎などのアレルギー疾患を治す方法がある」という話を聞いたのです。

これが私と代替医療との最初の出会いでした。

それまで、西洋医学的なアレルギー診療の範囲ではそんな話を聞いたことはありませんでしたし、アトピー性皮膚炎患者を狙うアヤしい民間療法業者も少なくありません。しかし、私は「ひょっとしたら」と感じるものがありました。医師としての第六感とでもいうのでしょうか。だから、さらに話を詳しく聞き、その水――「電解還元水」を妻に飲ませ始めたのです。

当初はどのくらい飲めばいいのかわかりません。とにかくできるだけ多く飲んだほうがいいと考え、毎日3リットルずつ飲ませました。

そして、3カ月ほど経つと、本人が自覚するほど症状が改善してきました。半年後にはアトピー性皮膚炎に特有の肌の赤みが消え、他人からアトピーで苦しんでいることさえ気がつかないほどになったのです。

こうして私は水治療の効果を目の当たりにしたわけです。でも、それは妻のアトピー性皮膚炎だけではありませんでした。

実は当時、私自身もアレルギー性鼻炎に悩んでいました。ハウスダストによる通年性のアレルギー性鼻炎です。常に鼻がムズムズして、とくにほこりっぽいところへ行くと鼻水が止まらなくなります。くしゃみと鼻水でティッシュペーパーを1日に1箱ぐらい使うような状態でした。

そこで、自分でも電解還元水を試してみたのです。

毎日2～3リットルずつ飲んで、半年ぐらい過ぎた頃でしょうか。ティッシュを使う量が劇的に減ったのです。ポケットティッシュ1つで済むようになった。

それで、「あ、これはやっぱり何かあるぞ」と思い、親戚などやはりアレルギー病のある人に少しずつすすめていったのです。100パーセントではありませんが、それぞれ体調がよくなるなどそれなりの効果がありました。

こうした体験を通して、きちんとしたものであれば代替医療も効果があるということを実感していったわけです。

その後いろいろと文献を調べて勉強を重ね、1995年から電解還元水による免疫療法を臨床に取り入れることにしました。

がんセンター時代と違って民間病院なので融通が利きました。院長が理解のある方でしたので、特殊外来という形で診療に代替医療を取り入れることに賛成してくれました。そのバックアップがなければ代替医療を臨床で実践する機会は得られなかったでしょう。いまでも院長には本当に感謝しています。

ただ、当時はあくまでもアレルギー疾患や蕁麻疹、リウマチ、膠原病などの治療に限っていました。最初からがん患者さんに代替医療を応用することはしませんでした。がんは生命の危険を伴う病気ですから、失敗するわけにはいきません。十分なデータを積み上げてからでないと安易に手を出すべきではないと思っていました。それでも漠然とではありますが、いつか方法論を確立し、がん治療への応用に辿り着けたらいいと考えていました。

アメリカではがん患者の8割が代替医療を利用

「代替医療」とは「西洋医学以外の療法」で、とくに「従来の治療法の限界を補うための療法」と定義されます。人間が本来もっている自然治癒力、免疫力を高めて体内の環境を整え、病気の治療や予防を行う療法です。

がんの治療に限らず、西洋医学的な方法のほとんどは対症療法にすぎません。現代の医学は発達しているといっても、病気を根本から治すということはなかなかできないわけです。そのため、西洋医学以外の方法でアプローチする治療法が世界的にも求められてきています。

WHO（世界保健機関）によると、現在、医学的根拠が認められている代替医療は世界に100ほどあるといわれています。このうち、がんに対しての有効性が報告されているものとしては次の治療があります。

◎栄養免疫学を背景とした食事療法

◎機能性食品などサプリメントを使ったサプリメント療法
◎ストレスを減らして免疫力を高める心理療法
◎東洋医学（漢方、鍼灸、気功など）やインド医学（アユルヴェーダ）などの伝統医学

とくにアメリカでは国家的規模で代替医療への取り組みが行われています（アメリカでは「補完代替医療」と呼ばれています）。

１９９２年には、アメリカ最大の医学研究の拠点機関である国立衛生研究所（ＮＩＨ）に「代替医療事務局（ＯＡＭ）」ができました。代替医療の研究費として年間２億ドルの予算が計上されています。また、医科大学における代替医療講座の設置が議会決定で推進されており、ハーバード大学、アリゾナ大学、コロンビア大学、スタンフォード大学、エール大学、テキサス大学など全米１２５医学部中75医学部で代替医療の教育が行われています。

現在、アメリカでは60％以上の医師が代替医療を推奨し、がん患者の約80％が標準治療にプラスする形で何らかの代替医療を利用しています。しかも、アメリカでは代替医療の医療費が西洋医学の医療費を上回っています。

ところが、日本ではまだまだ代替医療はマイナーな領域です。これは何故なのでしょう？

一つには保険診療制度の問題があります。

一部の漢方などを除いては、保険診療は基本的に西洋医学しか対象としていません。代替医療は保険対象外です。たとえば、一定の効果が証明されたものでもサプリメントなどには医療保険はききません。

これに対して、アメリカでは日本のような国民皆保険制度はありませんから、西洋医学の医療費も高額になります。そのため、さまざまな代替医療も健康維持や疾患治療に活用されています。つまり、西洋医学も代替医療もたくさんお金がかかるわけだから、自分が本当に受けたい治療を選択しようという思いが強いのでしょう。また、教育レベルの高い人ほど代替医療を利用していることも調査でわかっています。

代替医療がこれだけ普及している理由は、もともとアメリカには、良い治療は良いと認めてすぐに取り入れようとする国民性があり、何でも医師まかせにせず自分で治すという土壌のある国だからだと考えられます。

アメリカ国民はそれぞれ民間の保険会社の医療保険に加入するわけですが、最近では保険会社が一部の代替医療を給付の対象にしています。

いい方は悪いのですが、日本では下手に保険がきくものだからどうしても西洋医学が主体になってしまうわけです。

それともう一つは政治的なしがらみもあるようです。抗がん剤メーカーと政治家、官僚の癒着の構図がある。抗がん剤は1回30〜40万円の医療費がかかるものもあります。ジェネリック（後発医薬品）の安い抗がん剤でさえ1回1万円はかかります。そのため、抗がん剤の年間売上が大きいので製薬会社からの法人税も莫大なものになります。抗がん剤が無効だということになると、これらのメーカーが潰れて法人税が入ってこなくなる。そういう政治的な背景があると聞いています。

こういった事情もあり、日本では代替医療はなかなか浸透しにくい状況にあります。それでも10年前に比べるとだいぶ認知されてきたと思います。13〜14年前に水療法を始めた当時は、「水で病気が治るなら医者はいらんわ」とだいぶバカにされました。

しかし最近では、免疫療法や食事・食育などが注目されてきており、代替医療に関心をもつ人もだいぶ増えてきました。日本でも、１９９８年に第1回代替医療学会（現在は日本補完・代替医療学会）が開かれています。

このように代替医療が注目されてきた背景には、現在一般の病院で行われている西洋医学的なアプローチでは、がんなどには治療効果の上がらないことに多くの人が気づいてきたからだと思います。

がんになる最大の原因は食生活にある

ところで、がんになる原因の第1位は何だと思いますか?

こう質問すると、多くの方が「タバコ」と答えます。実は「食物」なのです(図1)。世界で初めて喫煙と肺がんの関係を立証した英国オックスフォード大学の疫学者で、「禁煙の父」と呼ばれるサー・リチャード・ドール博士が1981年に発表したデータによると、がんの原因として食事が35%でトップに挙がっています。ドール博士は、人間ががんになる要因は大きく「食事」と「タバコ」の2つに分けられると報告しています。

ここでいう「食物」というのは、食品のなかの特定の物質を指しているのではありません。毎日の食事のことです。つまり、肉など高脂肪・高カロリー食中心で、野菜・果物などが少ないバランスに欠けた食生活に問題があるのです。

ところが、一般の人たちの認識はだいぶズレています。そのことは、2003年に食品安全委員会のモニターに対して行われたアンケート調査の結果を見れば一目瞭然です(図2)。食に関する関心が高く、よく勉強している食品安全委員会のモニターでさえ、がんの原因として毎日の食事をそれほど重視していません。

余談ですが、がんは漢字で「癌」と書きます。読んで字のごとくです。たくさんの品物を山ほど食べるとがんになるわけです。

がんだけではなく、そもそもほとんどの病気は食生活の乱れから始まります。生活習慣病、アレルギー病、痛風、リウマチなど、全部そうです。年配の方はごぞんじだと思いますが、アレルギーという病気は戦前にはほとんどありませんでした。

それが戦後になって急激に増えてきたのは、よく指摘されるように「食生活の欧米化」が原因です。いつの間にか私たちは、ファーストフードや脂っこいもの大好き人間になってしまいました。アメリカ発の某有名ハンバーガーチェーンの世界戦略にも見事にハマってしまっているのです。それがどんな

図1　ヒトのがんの要因

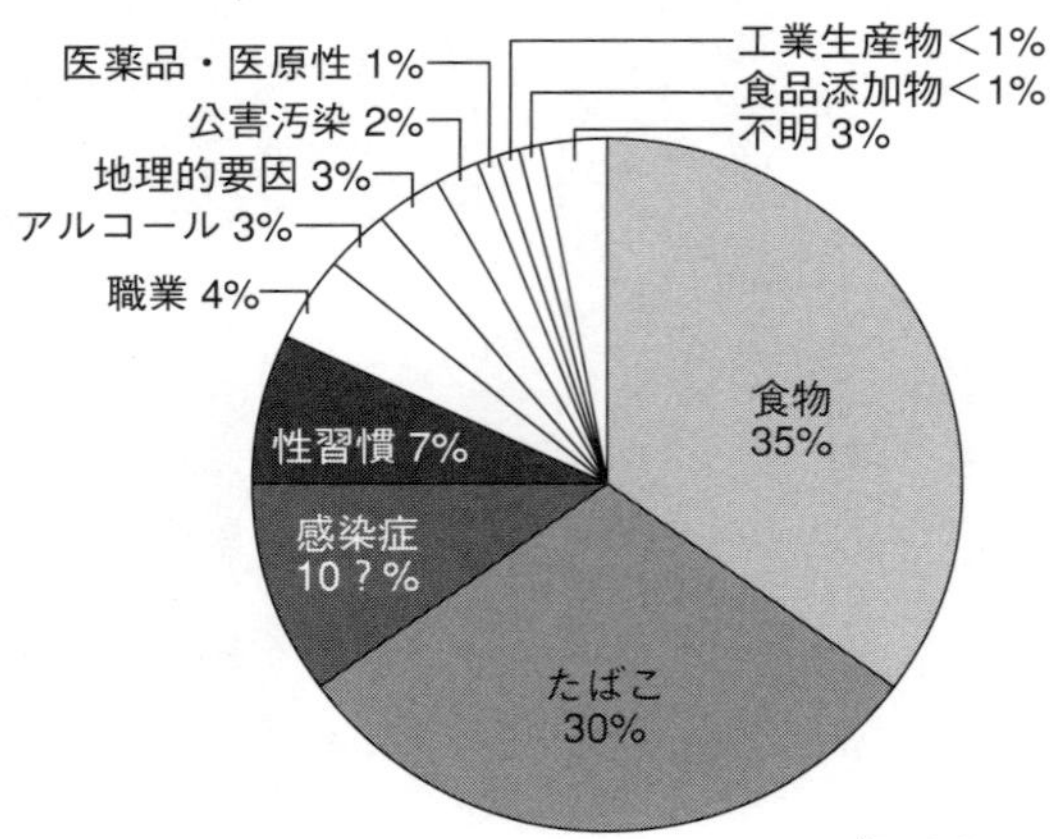

(R. Dole and R. Peto, 1981)

図2 発がんの可能性が高いと感じる要因

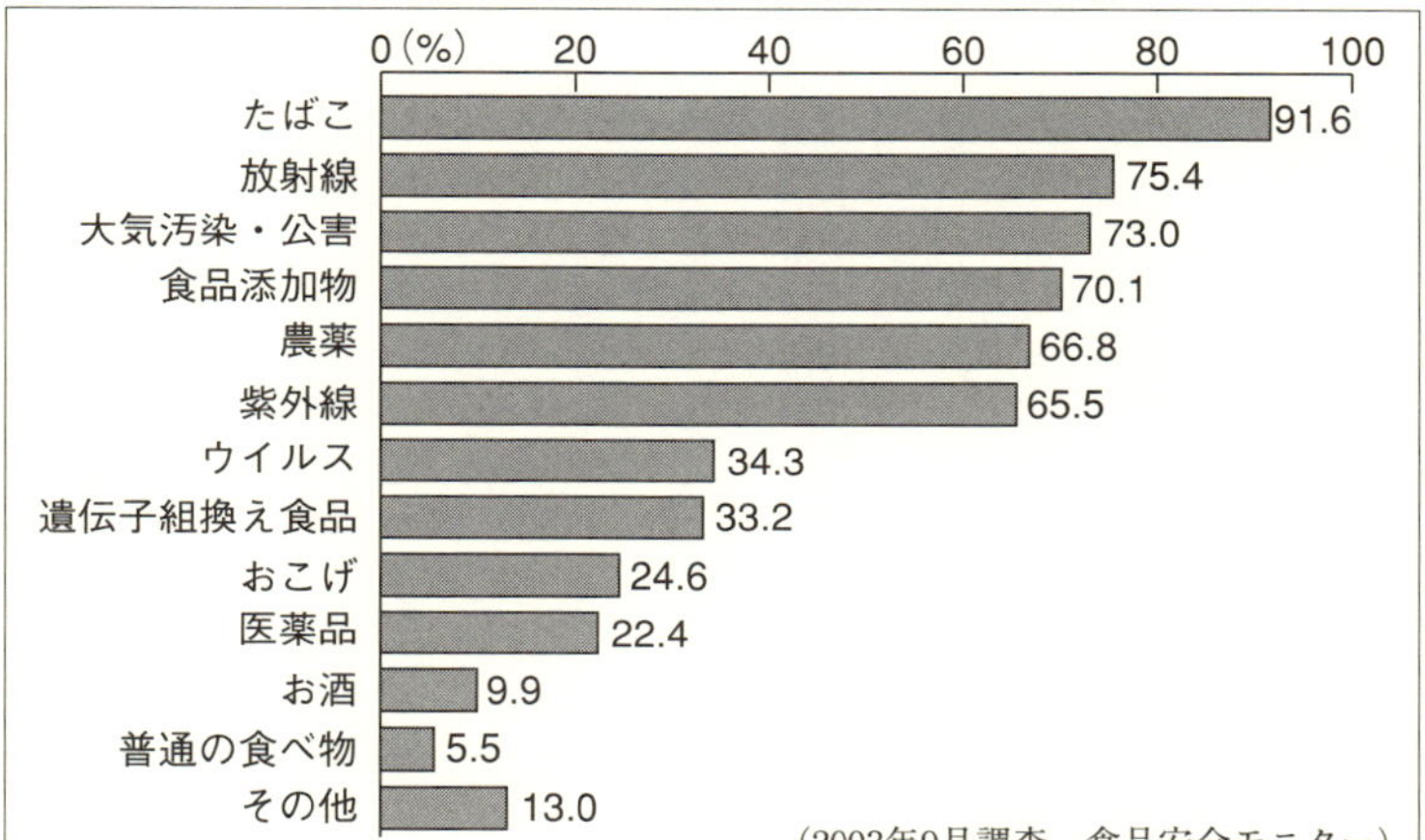

（2003年9月調査，食品安全モニター）

悪夢をもたらすかも知らずに……。

食生活の乱れは、私たちのからだにどんな悪影響をもたらすのでしょう？

それは「血液の汚れ」です。人間の臓器や器官、神経などはすべて血液によって生かされています。その血液が汚れることで、がんをはじめとする病気が引き起こされるのです。血液の汚れは全身に波及します。1つの臓器のトラブルが全身に異常をきたします。

ですから、病気を治すための第一歩は血液をきれいにすることです。そのために食生活の改善が必要なのです。

おいしいもの、食べたいものを食べたいだけ食べる。みなさんはそんな食生活をしていませんか？ そのうえ、日々の忙しさに追われて食事時間も不規則になりがちでは？ そういう生活を続ければからだのバランスは確実に崩れていきます。しかも、加齢とともに免疫力や自然治癒力は衰えていきます。こうなれば、がんなどの病気に向かって坂道を転がるように一直線に進んでいきます。

食生活の乱れが生活習慣病に悪いということは多くの方が認識しています。でも、がんの原因になるとは考えていません。でも、がんは「生活習慣病の王様」です。長年続けてきた食生活ががん発症の原因になっているケースは実に多いのです。脂質、精製塩、食品添加物のとりすぎ、食物繊維の不足などが続けば、がん発症はもう目の前です。

食品が発がんにどう影響するのか

第1章で説明しましたが、普段は眠っているがん遺伝子はイニシエーター（発がん物質）によって突如として目覚め、正常細胞ががん細胞へと変身します。そして、プロモーター（がん促進物質）が作用すると、がん細胞は無限連鎖のように次々と勝手に分裂増殖を繰り返していきます。

ここでがんの促進にとくに大きな影響を与えるのが毎日の「食事」です。

食品のなかには、イニシエーターではないものの発がんを促進するプロモーターが数多く存在します。その代表的なものが食塩、脂肪、アルコールなどです。また、タバコはイニシエーターとしてもプロモーターとしても働きます。

主に、食塩は胃がんを、脂肪は大腸がんを、アルコールは食道がんを促進することが証明されています。大腸がんと乳がんの危険因子が肥満であることも明らかです。そして、肺がんの危険因子ではやはりタバコが最大のものです。

とくに、食生活の欧米化で最近増えているのが大腸がんです。高脂肪・高タンパク食と低繊維食が大腸がんを促進することが知られています。高脂質・高タンパク質の食事は腸内細菌の作用によって発がん物質をつくります。一方、食物繊維の摂取が少ないと大腸がんのリスクが高まる理由は、食べたもののなかの悪い物質が腸のなかに長くとどまるため、腸の細胞を傷つける確率が高くなるからです。

繰り返しますが、がんの最大の原因は「誤った食生活」と「タバコ」です。がんを予防するためにも治療するためにもこの2つをまず避ける必要があります。

ところが、がんを発症した患者さんに対して、多くの医師は「タバコをやめろ」と厳しく指導しますが、なぜか「食生活を改めるように」とはあまりいいません。とくに西洋医学の病院では食事を軽視しがちです。

でも、私たちのように代替医療をやっている医師はまず「食事」から指導します。がんを治そうと思ったら、毎日の食生活を正さないことにはどうしようもないからです。

がん治療の基本中の基本は「食事療法」なのです。

食事療法でがんと闘う基礎体力をつける

がんの「予防」には食生活が大事だということは多くの方が知っています。だけど、「食事療法でがんが治るのか？」という疑問をおもちの方も少なくないと思います。

がんの「治療」に際しても食事はキーポイントになるのです。私は、食事療法は「がんを治す」というよりも、「全身状態を改善する」ためのものと考えています。つまり、がんと闘うための基礎固めです。

「砂上の楼閣」という言葉があります。たとえば、一流のハウスメーカーに頼んで立派な家をつくろうと思っても、砂場に建てたのでは基礎が脆弱ですからすぐに倒れてしまいます。病気の治療もこれと同じです。まずは土台をしっかりつくってあげないと、いくら良い薬を飲んでも効きません。その土台が毎日とる「食事」であり、そして「水」です。

食事療法のなかでも、最近になって再び注目されているのが、ドイツのマックス・ゲルソン医師によって1930年代に開発された「ゲルソン療法」です。

ゲルソン療法は、がんを全身の栄養障害、代謝障害ととらえ、特殊な栄養療法、食事療法で治療する方法です。その最大のテーマは「人間の自然治癒力を高めること」です。基本的な考え方は、がんを助長する食品を一切排除し、自然な食物をバランスよくとることで人間が本来もっている身体機能を高め、がんを治すというものです。

その概略は、塩分の禁止、脂質やタンパク質の制限、大量の野菜ジュースの摂取などです。かなり厳格な低ナトリウム・ダイエットを推奨し、それ以外にも体内からの毒素排出のためのコーヒー浣腸や、若い牛の生の肝臓を食べることなどをおすすめています。これらによる副作用も少なからずありましたが、一方でがんの高い治癒率が報告されています。

当時は科学的な根拠が不明確だったので医学界には受け入れられずメインストリームから外れてしまいましたが、現在ではその根拠が徐々に解明されつつあります。ゲルソン療法は現在でも主にアメリカやメキシコで行われています。

私は、がん患者さんの治療に、このゲルソン療法を参考にして自分流にアレンジした独自の食育システムを取り入れています。コーヒー浣腸や生肝臓の摂取はともかくとして、基本的な食事療法の考え方はきわめてオーソドックスなものだと思います。

がんを治すには日本古来の食事を

ゲルソン療法のコンセプトにも叶った理想的な食事は、かつて私たちのごく身近にありました。それは、日本古来の食事です。

玄米や小魚、納豆、味噌汁といった伝統的な日本食はどれもヘルシーで栄養価が高いものばかりです。

とくに注目したいのが玄米食です。

「玄米には欠けた栄養素がない」といわれるように、食物繊維、炭水化物、タンパク質、脂肪、ビタミンB群、ミネラル類など、からだに必要な栄養素がほとんど含まれています。玄米は大腸などの免疫機能をアップし、がんの抑制効果もある優れた栄養食です。

「白米は死に米、玄米は生き米」という言葉もあります。

精白していない玄米は、ぬかと胚芽が含まれているので水につければ芽が出ます。つまり、生きた米です。でも、白米は水に長くつけておくと腐ってしまいます。精白によってぬかや胚芽などが取り除かれてしまっており、ビタミン、ミネラル、繊維質のほとんどがなくなっているからです。

とくに、がんへの玄米の効果として注目したいのは豊富に含まれる食物繊維のはたらきです。

玄米は白米と比べて固いのですが、これは玄米の皮の部分が食物繊維のかたまりだからです。食物繊維はからだのなかで消化されずにそのまま排出されます。そのときに、からだのなかの余分な脂肪や糖分、食品添加物や農薬などの有害な化学物質を吸着しながら体外に出してくれます。その結果、便秘が解消され、老廃物が体外に出ることで血液もきれいになります。別の言葉でいえば、玄米には「デトックス効果」があるわけです。

なお、玄米を麹《こうじ》で発酵させた食品にがん（とくに胃がん）を予防する効果のあることが動物実験で明らかになっています。これは、玄米の胚芽や食物繊維に含まれる有用成分が発酵によって増強されて総合的に作用するのではないかと推測されています。

そして、がんを治すということに関して、玄米食のもう一つのメリットとしてミネラルがたくさん含まれている点も見逃せません。

ミネラルは免疫細胞をパワーアップさせる

いまでは常識となっていますが、ミネラルにはがんと闘う免疫細胞を強くするはたらきがあります。

この世に存在するものはすべて元素の組み合わせでできています。人体も例外ではありません。人体を構成する主要元素は、酸素、炭素、水素、窒素の４つです。これが全体の96%を占めます。そして、残りの４%の元素がミネラル（無機質）です。

ミネラルのうちでも比較的多いのは、リン、イオウ、ナトリウム、カリウム、マグネシウム、カルシウム、塩素の7元素です。これは臓器のはたらきのコントロールや、体液をアルカリ性に保つ恒常性（ホメオスタシス）にかかわっています。

このほか人体にごくわずかしか存在しないさまざまな微量元素があります。ごくわずかな量にもかかわらず、私たちの健康に大きな影響力をもっています。微量元素がないと、体内の酵素はうまくはたらきませんし、細胞内のＤＮＡがエラーを起こしたりします。

人間にとっての必須栄養素は90種類ありますが、そのうちの60種類が必須ミネラルです。実に3分の2を占めています。残りは16種類の必須ビタミン、12種類の必須アミノ酸、2~3種類の必須脂肪酸です。

これらミネラルは私たちのからだの免疫システムをつくる素で、欠乏するとがんをはじめさまざまな病気の原因になります。ミネラル不足で免疫が弱くなっている状態では、がんを切除しても放射線で焼き切っても再発してしまいます。

食生活の欧米化でがんが増えるのはなぜか？　それは結局、ビタミンやミネラルの不足に行き着きます。

自動車にたとえれば、ご飯やパンなどの炭水化物やタンパク質はエネルギー、つまりガソリンです。ガソリンがないともちろん車は動きませんが、これだけではエンジンはかかりません。エンジン点火剤やエンジンオイルなどが必要です。これが要するにビタミン、ミネラルです。からだの潤滑油としてはたらき、人間の生命活動をがっちりとサポートしているのです。

なかでも、がん治療において重要なのがミネラルの免疫システムを強化する機能です。ミネラルが補充されると、異物を攻撃する免疫システムの主役の一つであるナチュラルキラー（ＮＫ）細胞が劇的に活性化されます。その結果、がん細胞が排除されます。

がんの始まりは細胞の「酸化」

私たちにとって重要な元素の一つに酸素があります。人間をはじめ多くの生物は酸素をからだに取り入れ、エネルギーを生み出して生命活動をしています。

ところが、一部の酸素は私たちの体内で凶悪化し、からだに悪影響を及ぼします。

それが「活性酸素」です。その何種類かは「フリーラジカル」とも呼ばれます。この言葉は耳にしたことがあるのではないでしょうか。

活性酸素は、分子レベルで細胞に対して「酸化」という攻撃を行います。すると、細胞はからだにとって有害な物質に変身してしまいます。

子どもの頃、理科の授業で習ったと思いますが、酸化というのは物質が酸素と結びつくはたらきです。リンゴが空気中の酸素によって切り口が茶色に変色したり、鉄くぎが錆びてボロボロになったりするのも酸化です。人間のからだのなかでも同じ現象が起きています。

活性酸素が増えると、細胞を酸化させて生活習慣病やがんになりやすくなることがわかっています。いまでは、人が病気になる原因の9割が活性酸素だということが医学界の定説になっています。

具体的にいうと、がん以外では、糖尿病、糖尿病合併症、胃潰瘍、十二指腸潰瘍、慢性下痢、慢性便秘、痛風、肝臓病、高血圧、低血圧、アトピー性皮膚炎ほかアレルギー疾患、リウマチなどの膠原病、高コレステロール血症、ベーチェット病、川崎病、動脈硬化、腎臓病などです。ほとんどの病気が網羅されていることがわかると思います。

発がんのプロセスの第1段階は発がん物質によるイニシエーションだと説明しました。

このとき、発がん物質が体内に入ると活性酸素がたくさん発生してしまい、細胞の設計図(DNA)が書き換えられてしまいます。その結果、細胞は突然変異を起こし、がん化します。

さらに活性酸素は、発がんプロセスの第2段階のプロモーションでも悪さをします。細胞を変質させて、がん遺伝子の周囲の細胞の遺伝子も次々とがん遺伝子に変えてしまうのです。

もともと私たちの体内には、活性酸素の攻撃から細胞を守る抗酸化物質(抗酸化酵素)が備わっています。カタラーゼやベルオキシダーゼ、それに近年明らかになったSOD(スーパーオキサイドディスムターゼ)などです。これらは活性酸素を無害な酸素と水に分解し無毒化してくれます。

活性酸素は体内でたえず発生しています。たとえば、からだのどこかに炎症が起こっているとき、紫外線を浴びたとき、テレビ、ワープロ、パソコン、電子レンジなどの電磁波を受けたとき、食品添加物を食べたとき、激しい運動をしたとき、排気ガスや排煙などの有毒物質を吸ったときなどです。つまり、日常生活のさまざまな局面で私たちのからだの中では活性酸素が発生しているということです。

普通はそれを破壊する抗酸化酵素のはたらきによって、細胞のがん化を防いでくれています。ところが、繰り返し活性酸素に攻撃されると、抗酸化酵素の量が少なくなったり、はたらきが弱くなったりして細胞がどんどん酸化していってしまいます。

この抗酸化酵素は体内にある鉄、銅、亜鉛、マンガン、セレニウムなどのミネラルや、ビタミンC、ビタミンE、ビタミンA、βカロテンなどのビタミン類、タンパク質などからつくられます。ミネラルの中でも植物性ミネラルはマイナスイオンで細胞の酸化を防いでくれ、活性酸素を除去するはたらきがあります。

私たちのからだでは全体で5000種類もの酵素がはたらいています。そのうちの約4割の酵素はミネラル（主に金属）がないと全く役に立ちません。

バランスのよい食事によって、さまざまなミネラルやビタミンなどが十分補給されていれば、活性酸素を消去する抗酸化酵素をパワーアップさせることができます。活性酸素を取り除いて細胞の酸化をおさえることで、がんが縮小したり、治ったりすることも可能だと考えられています。

がんをやっつける発酵食品のパワー

活性酸素を消してくれる抗酸化酵素に限らず、私たちの体内では酵素がさまざまなはたらきをしています。生物のからだのなかで起こっているほとんどの化学反応は酵素によって進んでいます。

体内にある5000種類の酵素のうち一つでも十分にはたらかないと、この化学反応はスムーズに進みません。それによって、がんをはじめ、からだへの悪影響が出てきます。

しかも、人間の体内酵素にはかぎりがあり、間違った食生活でどんどんなくなってしまいます。酵素不足は免疫力を弱めます。

酵素を増やして活発にはたらかせるための一つの手立ては、「発酵食品」をとることです。

「発酵」というのは微生物による作用で、食材に含まれるでんぷんや糖分、タンパク質などを分解・合成し、新たな有効成分をつくりあげる代謝活動のことです。

日本古来の食事には味噌、納豆、漬物、醤油など発酵食品がたくさん含まれています。発酵食品のさまざまな有効性は世界中で発表されています。また、世界の長寿地域の共通点の1つに、「酵素がたくさん含まれた伝統的な発酵食品を日常的に食べている」ことがあるそうです。

日本でもすでに60年代に国立がんセンター研究所の平山雄医師が、毎日味噌汁を飲んでいる人には食道がんや胃がんの発生が少ないことを報告しています。

とくに効果的なのは大豆発酵食品で、がんや動脈硬化の原因となる活性酸素を取り除く力が発酵によって強まるといわれています。

ただし、いま一般に販売されている醤油などには添加物や合成着色料が入っているので注意したいところです。発酵を止めたあとの醤油はカビなどが繁殖しやすいので保存料が使われています。年配の方はごぞんじでしょうが、昔は醤油のなかにはカビが生えていたものです。若い人たちは、醤油は腐らないものと思い込んでいますが、本当はカビが生えないと逆におかしいのです。

なお、発酵食品ではありませんが、私たちの食卓に並ぶ「食塩」ももはや本当の塩ではありません。食塩は塩化ナトリウム（ＮａＣｌ）という化学物質です。本来の自然海水塩（天日塩）には生命活動に必要な各種ミネラルが十分に含まれていますが、食塩は精製の段階でミネラルはほとんどカットされています。

食品分析センターの公表データによると、精製塩のミネラル含有量は、必須ミネラルのカルシウムは自然塩に比べて約53分の1、カリウムは10分の1、セレニウム、マンガン、モリブデンなどは一切含まれていません。ちなみに、セレニウムが不足するとがんを発生しやすい体質になるといわれています。

「アルカリ性食品」中心の食事を

西洋栄養学ではあまり重視されていませんが、食品の分類方法の一つとして酸性・アルカリ性に分ける方法があります。これは、いまから約100年前にスイス・バーゼル大学の生理学者グスタフ・ブンゲによって提唱された概念です。もともとは、食品を燃やした灰が酸性かアルカリ性かで分類しました。東洋医学にも似た考え方があります。

私たちが食べたものは栄養分子や血液になりますが、酸性とアルカリ性の違いは主に血液にどのような影響を及ぼすかによって分けられています。がんは血液の質の低下によっても起こってくると考えられます。血液の質が低下すると、酸素や栄養をからだのすみずみにまで運べなくなる、あるいは老廃物をためこみやすい状態になります。

血液はpH7・4（±0・5差）の弱アルカリ性に保たれています。これが酸性に傾くとがんにかかりやすくなるので、「酸性食品」のとりすぎに注意する必要があります。

いわゆる「美味しい」といわれる食べ物はほとんどが酸性食品です。たとえば、肉・卵・牛乳などの動物性食品、穀類（精製）、白米、パン、麺類、アルコール、油、砂糖など甘いもの、食塩、化学調味料、添加物などで、多くとりすぎると血液を汚すといわれています。とくに、脂肪分の多いハンバーガーやフライドポテト、フライドチキンなどのファーストフード類、糖分を多量に使ったコーラや清涼飲料水、スナック菓子などは究極の酸性食品でしょう。

こうして羅列してみるとわかると思いますが、これらの酸性商品は私たち現代の日本人が普段食べているものの大半を占めています。しかし、こうしたものを食べ続けていると、血液のｐＨバランスは大きく崩れ、血液が汚れて、腸内は腐敗し排泄異常が起こります。そして、やがてがんを起こします。

厳密には違いますが、これらの酸性食品はいわゆる「酸化食品」とも重なります。酸化食品の過剰摂取は体内での活性酸素発生を促進し、がんに悪影響を与えると考えられています。

一方、アルカリ性食品は、玄米、野菜、果物、海藻類、小魚、きのこ類、大豆、発酵食品、天然の塩などです。これらは、ビタミン、ミネラル、アミノ酸、酵素がバランスよく含まれており、血液をきれいにするはたらきや造血作用があるとされています。

なお、厳密にいうと玄米は両者の中間ですが、白米や精白された粉を使ったパンなどは酸性食品のグループに入るので注意してください。

健康を保つにはアルカリ性食品と酸性食品をバランスよくとることが必要です。アルカリ性食品対酸性食品の割合が3対1になるようにしたいところです。現代社会の食生活は酸性食品だらけなので、アルカリ性食品を意識してとる必要があります。

アルカリ性食品を多くとって血液の状態が改善されると人体が活性化します。脳、神経、臓器、器官などすべてが元気にはたらこうとします。これが内臓疾患などのトラブルを改善する第一歩だと考えています。

とくに、がん患者さんはアルカリ性食品を集中的にとることで血液を浄化し、免疫力や造血作用を高めておく必要があります。これによって、がんと闘うための準備態勢を整えるのです。

活性酸素が血液を酸性方向に傾ける

がんやアレルギー病にかかってしまうかどうかは、その人の「体質」も大きく影響します。この体質というのはいったい何でしょう？　普段私たちは当たり前のように「体質」という言葉を使います。でも、それは何かと聞かれると漠然としてよくわからないのではないでしょうか。

これは私の推論ですが、その有力な答えの一つが「酸性体質」ではないかと考えています。

前述したように、人の血液はふつう、赤血球に含まれるヘモグロビンなどのはたらきでpH（ペーハー）7・4前後の弱アルカリ性に保たれています。ペーハー7が中性です。人間は7・25以下になると死に直面し、7・02になると死に至ります。通常は、私たちのからだに備わった恒常性によってペーハーはほぼ一定の状態にあります。

ところが、病気の状態になると、血液のペーハーが酸性方向に傾きます。それは、たとえば、7・38とか7・3といったごくわずかなレベルです。このちょっとした血液状態の変化が私たちのからだに悪さをします。

血液は血管を通ってからだ全体に届けられます。そして、毛細血管からしみだして体液（細胞間質液）になります。体液のなかには赤血球は存在しません。つまり、ペーハーをコントロールするヘモグロビンがないので、体液はちょっとした不都合があると血液以上に簡単に酸性方向へシフトしていってしまいます。

このように血液や体液を酸性方向に傾ける要因の一つと考えられているのが活性酸素です。活性酸素によりからだの細胞が強力に酸化されることが、がん発症の最初の一手になることはすでに述べました。酸性食品のとりすぎも血液を酸性方向に傾かせて、活性酸素の発生につながるのではないかと推測されます。

PART 3

「水」のもつエネルギーを治療に応用する

ミネラルウォーターは本当にからだにいいのか？

私が代替医療に出会ったきっかけは、アレルギー病への還元水による水療法だったということはすでにお話ししました。

私は、がんを治すためにも「水」が重要だと考えており、食事と同じくらい重視しています。

それはこういうことです。

がんに限らず、病気を治すためにはまず「血液」をきれいにしてあげる必要があります。全身の臓器などに栄養をデリバリーしているのは血液です。血液が汚れ、酸性に傾いていれば病気は治るわけがありません。

そして、「血液」イコール「水分」です。私たちのからだをキレイにしてくれているのは水なのです。人間のからだは新生児で80〜85％、成人で60〜65％が水分です。つまり、私たちのからだは６割以上が水分でできています。もちろん、その水分は細胞が新陳代謝するように日々入れ替わっています。

ですから、からだに入れる水で体質を整えていくことがとても重要になってきます。

問題はどのような水を飲めばよいかということです。

まず、水道水は絶対に飲んではいけません。発がん性物質がたくさん入っているからです。とくに都会では水道水が汚れているため、以前から汚れを浄化する対策として塩素処理を行ってきました。水の汚れが進めば進むほど水道水の塩素濃度は増加します。この塩素が発がん性物質をつくりだすおそれがあるのです。

しっかり管理された水道水でも、一生の間にそれを飲み続けると10万人に60人の割合でがんになる可能性があるそうです。これは他の食品と比べても60倍ほど高い割合です。

しかも、水道法という法律で、水道水には一定の塩素を残留させなければならないように決められています。水の汚れが進んでいる地域ほど残留塩素の量は多くなります。

味の点からも都会の水道水はとても飲めたものではありません。そのため、ずいぶん前からスーパーやコンビニでペットボトル入りのミネラルウォーターが販売されるようになり、消費量は年々増加して欧米並みになりつつあります。

ところが、このミネラルウォーターにもとくに安全性の部分で大きな誤解があります。

というのは、ミネラルウォーターは「清涼飲料水」として分類されていて、水道水よりもはるかに甘い基準で販売されているからです。たとえば、毒物であるヒ素の濃度は水道水の5倍まで認められています。

ミネラルウォーターとは特定の水源から汲みだされた水のことです。水源や処理の仕方は製品によって違います。自然の水が採取されているものとばかり思っていたら、実は住宅街の近くの地下水を利用したものだったり、きちんとした処理がされていなかったりすることもあります。とくに、海外から輸入した製品は規制ができないので、殺菌処理などがなされていないものが含まれている危険があります。

また、国内で売られているミネラルウォーターの一部に、ホルムアルデヒドやアセトアルデヒドといった発がん性物質が水道水の80倍の濃度で検出されたこともかつて話題になりました。このアルデヒドはペットボトルの樹脂から溶け出す可能性もあります。

さらに、ミネラルウォーターという名前からミネラル（無機質）がたくさん含まれていると思いがちです。でも、ミネラルウォーターはミネラル成分の品質規定があるわけではありません。仮に一定のミネラル成分が含まれていたとしても、ミネラルウォーターに含まれる程度の量ではミネラル摂取の効果は全く期待できません。

そこで、私は最低限、家庭に浄水器か還元作用のある水をつくる器械をつけることをおすすめします。

一般に、水道水などに直接電圧で電解処理することによって得られる水は「電解水」と呼ばれています。アルカリイオン水もその中のひとつです。

アルカリイオン水は、アルカリイオン整水器（家庭用電解整水器）を使って飲用に適した水を電気分解することでつくったもので、なおかつ飲用pH（ペーハー）範囲などの基準を満たしたアルカリ性電解水の総称です。還元作用のあるアルカリイオン水を飲むことで身体の酸化を抑える働きをします。

浄水器やアルカリイオン整水器を購入するのに10〜30万円かかりますが、10年近く長持ちします。しかも、これで家族全員の消費する水がまかなえます。一方、ペットボトル入り2リットルのミネラルウォーターが1本200〜300円です。ミネラルウォーターを買うことを考えれば、身体に良い水をつくる器械を1台設置したほうがずっと安上がりだということがおわかりいただけると思います。

現在私が最も注目しているのは、医療の現場でも使われている「波動還元水」です。アルカリイオン水もたしかに安全でおいしい水です。でも残念ながら、病気を治すほどのエネルギーはありません。ここが「波動還元水」との大きな違いです。

「波動還元水」は還元力があり、生命エネルギーの高い水

最近は、飲料にミネラルウォーターを選ぶ人が増え、家庭には浄水器も普及しました。

昨今の健康指向を背景に、私たちの水への関心は高まっています。

では、本当にからだにいい水とはどんな水でしょうか?

水そのものを「溶媒」、溶けているミネラルを「溶質」といいます。ミネラルウォーターはたしかに水道水と比べれば、カルシウム、マグネシウム、カリウムといったミネラル分が多く含まれています。それでもこれらの溶質は水全体のわずか0・1%にすぎません。残りの99・9%は水です。浄水器で得られた水は塩素などの不純物を取り除いたおいしい水です。でも、ただそれだけです。どちらも溶媒である水そのものには全く手を付けていません。水に溶けこんでいるミネラルではなく、水そのものがどういう状態なのか。それが問題です。波動還元水は、水道水の不純物を除去し、還元力をもたせた水のことです。つまり、水そのもののエネルギーを高めたものです。

がんをはじめ病気の原因のほとんどが活性酸素にあるということをすでにお話ししました。活性酸素がからだを錆びつかせる(酸化させる)ことで病気を引き起こします。

では、酸化した物質を元に戻すにはどうすればよいでしょうか?

中学校の理科の授業を思い出してください。

酸素(O)+水素(H_2)=水(H_2O)

つまり、酸化した物質に水素を与えれば、酸素と水素が結びついて水になり、物質は元の状態に戻ります。それが「還元」です。

病気を治すのもこれと同じです。酸化したからだを還元して元に戻すことが健康を取り戻すことになるのです。しかも、水に戻すのですから全くの無害です。

健康に良い水にするために、浄水器や活水器、アルカリイオン整水器、還元水、活性水素水など、各メーカーが20年以上に渡って研究開発されてきました。

それぞれ特長のある良い水であり、器械です。これらは、「アルカリの水」「クラスターの小さい水」「活性水素の多い水」「還元力のある水」と説明して、「活性酸素」という血液を汚す原因を取り除くことが目的でした。これは、血液をきれいにする働きがありますから良い水に違いありません。

しかし、「人体のしくみ」から考えたとき、体を正常に動かすために一番大切な「電気信号」についてあまり重要視されていないということです。この「電気信号」が還元力や活性水素とならんで重要な役割を果たします。電気信号の詳細は、「水はエネルギーや情報を媒介する」（１０７頁）で紹介しますが、この波動還元水のポイントは、人体にとってある部分のエネルギーが、他にない高さを示すことです。

活性酸素が原因の病気は「活性水素」で治す

フランスのルルドの水、メキシコのトラコテの水など、難病が治るといわれる「奇跡の水」の話がよくテレビなどで紹介されます。ある番組で、トラコテの水を分析し、何が難病を治すのかを探っていました。九州大学大学院の白畑實隆教授の分析結果によると、これらの水には通常の水に比べて「活性水素」が10倍も多いことがわかりました。

では、そもそも活性水素とは一体どのような物質なのでしょう？

普通、水素は2つの水素原子が結合した分子として存在しています。活性水素とは、この結合が外れ、原子が単独で存在している状態の水素とされます。活性水素は白畑教授の発見した物質で、がんなどの病気の元凶である活性酸素と反応して水になり、体外に放出されると説明しています。

家庭で簡単につくれる波動還元水

波動還元水は、何も特別な水ではありません。家庭の水道に「波動還元水」を生成する器械を設置するだけでつくることができます。

臭い、黒い、沈む便は「がん」の危険信号

ウンコは臭いもの。それが当たり前だと思っていませんか？

それは大きな誤解です。

便の半分以上は細菌です。大腸には１００種類以上の腸内細菌が１００兆箇も住んでいます。腸内細菌には善玉菌と悪玉菌、そして体調などによってどちらにも傾く日和見菌がいます。善玉菌の代表はビフィズス菌という乳酸菌です。一方、悪玉菌の代表はウエルシュ菌という腐敗菌です。日和見菌は、腸内で善玉菌と悪玉菌のどちらが優勢かを様子見し、優勢なほうに加担します。ですから、悪玉菌が増えると、腸内はどんどん悪玉菌優位に傾いていきます。

悪玉菌が増えると、腸内で便は腐敗し、悪臭を放つとともに有害物質を発生させるようになります。これを「腸内異常発酵」といいます。便の悪臭のもとは、腸内異常発酵によって発生するインドール、スカトール、フェノール、ヒスタミン、アンモニア、ニトロソアミン、硫化水素などの有毒ガスです。これらは、発がん性物質でもあります。

便のにおいと色は腸内細菌の状態を反映しています。

善玉菌が多ければ腸内は酸性になり、便の色は黄色または黄褐色で、においも悪臭ではありません。でも、悪玉菌が増えると腸内はアルカリ性になり、便の色は黒みを帯びて悪臭がするようになります。

糖尿病や肝硬変などの人の便も臭いですが、がんの人はさらに強烈な悪臭がします。そして、便の色は黒っぽくなります。しかも、便が水に沈みます。

便が「臭い」「黒い」「沈む」——これは、がんになる警告だと考えてください。

重症度が高いほどこの傾向は強くなります。このことは、がんを扱っている医師はみなよく知っています。

便に悪臭が伴うようになる最大の原因は食生活にあります。高たんぱく、高脂肪、低繊維の食事を長年続けている欧米人は、一般に便の量が少なく悪臭を伴う人が多いそうです。それが大腸がんの誘因になっているといわれます。

臭い、黒い、水に沈む便が出るときは、悪玉菌が多くなり腸内が異常発酵して腐っている状態にあります。腸内異常発酵は、体内に活性酸素を発生させる大きな原因にもなります。腸内で活性酸素が発生すると免疫の働きが低下します。ですから、腸内異常発酵の状態をなんとか改善しないと、がんと闘うことができません。

便秘は万病のもとといわれます。その言葉どおり、便秘をして悪玉菌を長く溜めこんでいると、がんになりやすくなります。

大腸というのは良いものも悪いものもすべて吸収します。便秘は、腸内に腐ったゴミが残っている状態です。腐敗した状態の便を長時間溜めこんでいると、有害物質が腸の細胞を破壊したり刺激したりして、大腸のがんやポリープを発生させる原因になります。それだけではありません。大腸の粘膜から毒素が何度も再吸収されて血管に入りこみ、汚れた血液が全身をめぐって、からだ全体にさまざまながんを引き起こす土壌ができてしまいます。

便秘になるというのは、毒素や発がん性物質が長く腸にとどまるということです。食べたものは24時間以内に排泄されることが理想です。1～2週間も便通のない方がよくいらっしゃいますが、現在は健康だとしてもおそらく4～5年後には病気になります。

便秘を解消して腸内異常発酵を是正するために私たちが気をつけなければならないのはやはり食事と水です。

まず、ミネラルや食物繊維の多い食事をとることが大切です。食物繊維には、善玉菌を腸内で住みやすくする働きがあります。

また、腸内に異常発酵した便を長くとどめないように、水をしっかりと飲むことも大切です。水で体内を洗い流し、毒素をしっかり排泄することはがんの予防・治療にもつながります。

とくに、波動還元水には胃腸内異常発酵を改善する働きがあります。波動還元水で腸内リセットし、悪玉菌を減らして善玉菌を増やす。こうして活性酸素の発生をおさえて免疫力をアップさせることが、がんの治療においても重要です。

波動還元水を1日2・5〜3リットル飲用すると、1〜2週間で腸内異常発酵が改善され悪臭便がなくなってきます。これにより、活性酸素や発がん物質などの発生が抑えられると考えられます。

PART 4

がん治療の救世主「フコイダン」に出会う

フコイダンの威力にカルチャーショックを受ける

２０００年、私は勤務医生活にピリオドを打ち、北九州市内に安藤整形外科を開業しました。当初は、本業である整形外科の診療以外に、口コミや紹介で来院した生活習慣病やアレルギー疾患の患者さんに対して食事療法と水療法を行っていました。

がんへの代替医療を本格的に始めるようになったのは２００２年頃のことです。「フコイダン」によるサプリメント療法との出会いが大きな転機になりました。

フコイダンというのは、モズクやコンブ、ワカメなどの海藻特有のヌメリ成分のなかにたくさん含まれている食物繊維の一種です。フコイダンは海藻の種類によって異なります。とくにがんに有効なのはモズクに含まれるフコイダンで、「硫酸化フコース」「フコース」といった物質です。

フコイダンを知ったのは、知人から「がんに効くというものがあるんだけど……」とすすめられたのがきっかけでした。もっとも、そういわれたからといって、理論的な裏付けのないものを「それはぜひ使いましょう」と簡単に受け入れるわけにはいきません。

そこで、いろいろ調べてみたところ、１９９６年の第55回日本癌学会での研究報告で注目を集めるようになったことがわかりました。後述しますが、フコイダンががん細胞に働きかけて自殺させるというアポトーシス現象を誘導することがその学会で初めて報告されたのです。その後も毎年のようにフコイダンの研究が相次いで発表されていました。ならば、どれほどの効果があるのか、ということで試してみようと考えたわけです。

初めてフコイダンを使った患者さんは、肺がんを再発した方でした。従来の西洋医学的治療ではもはや手の施しようがなく、余命宣告もされている末期がんの患者さんです。他の病院で治療を受けていたのですが、たまたま私のところに相談に来られました。本人も西洋医学の限界を痛感していたようです。

そこで、モズクエキスの吸収率を高めた低分子モズクエキス入りフコイダンを飲んでもらうことにしたのです。もっとも、いまだから正直にいいますが、「がんが治る」ということについては当時私も半信半疑でした。

ところが、これが劇的に効きました。4センチあったがんが3カ月でなんと消えてしまったのです。

ほかには何の治療もしていませんでしたから、フコイダンの効果と考えるほかはありません。患者さんも私も診察していた病院の医師も驚きました。「あのがんが消えるはずがない……」。余命宣告まで出したがんが消えるなんて、西洋医学の常識では考えられないことなのです。

しばらくして、その患者さんが「こいつのがんもなんとかお願いします」と友人を連れて来院しました。その方は再発の肝がんで余命半年といわれていました。顔色もかなり悪く、危険な状態であることが見てとれました。すぐに低分子モズクエキス入りフコイダンを飲んでもらいました。すると、この患者さんもやはり3カ月で全快してしまったのです。

成功例がこう続くと、もはや「たまたま、がんが消えた」では済まされません。いままで自分が大学やがんセンターで学び実践してきたがん治療とは何だったのか？　フコイダンの効果は、手術や化学療法、放射線療法すべてを否定してしまうほどのものでした。それは私にとって強烈なカルチャーショックでした。

その後、口コミで少しずつ患者さんが増えていきました。症例を重ねていくに従い、フコイダンの有効性は私のなかで確信に変わっていきます。そして、原発のがんであればフコイダン単独でほぼ80%の患者さんが、2〜3カ月で治るという感触を得るに至りました。リンパ節や他の臓器に転移したケースでもフコイダンを飲み続ければがんは確実に小さくなります。

このフコイダンの効果は研究者の間でも高い注目を集めています。その医学的なメカニズムについては、まだ解明されていない部分も少なくありません。しかし、臨床では数多くの研究成果が報告されています。

従来の健康食品によるサプリメント療法では、免疫力を高めてがんと闘う免疫賦活作用が知られていました。アガリクスやメシマコブ、ＡＨＣＣ、プロポリスなどはその代表例です。

ところが、フコイダンのがんに対する効果はこれらの免疫賦活作用だけではありません。既存の健康食品とは決定的な違いがあるのです。次元が違うといってもいいでしょう。

それは「がん細胞に対して直接働く」ということです。

がん細胞をアポトーシスさせるフコイダン

前述したようにフコイダンにがん研究者の目が一気に集まったきっかけは、１９９６年の第55回日本癌学会での発表でした。農林水産省や青森県などでつくる研究開発組織「糖鎖光学研究所」が、フコイダンががん細胞を自滅させる一方で、正常な細胞にはほとんど影響を与えないはたらきのあることを確認したのです。

それ以来、現在の一般的な学説では、フコイダンのがんへの効果は次のように説明されています。

「フコイダンはがん細胞に直接働きかけてアポトーシス（自然死）させることでがんが改善する」——。

ＰＡＲＴ１で触れたように、私たちの正常細胞はアポトーシスすることで新陳代謝していますが、がん細胞はアポトーシスしないために無限連鎖で増殖していきます。これががん細胞の最も怖いところです。

無限に生き続けて全身に転移し、からだを冒していくがん細胞に対して、フコイダンはいわば引導を渡し、自殺に追い込むのです。

そのメカニズムはこうです。

ふつう、細胞は一定の期間を経過して必要性がなくなると合図が出されて、アポトーシスのスイッチが入ります。その結果、細胞は自らの遺伝子（ＤＮＡ）の二重らせん構造を切断してバラバラになることで消滅していきます。

フコイダンは、がん細胞に対する自殺シグナルを発するスイッチの役割を果たしているのではないかと推測されています。その結果、ＤＮＡをフラグメンテーション（断片化）させてがん細胞を死滅させるというのです。

事実、フコイダンを飲んだ患者さんの血液検査データを見ると、腫瘍が小さくなると減少していくＬＤＨ（乳酸脱水素酵素）や腫瘍マーカーなどの数値が１カ月後の検査でも確実に下がっていますから、がん細胞に対して何らかの作用を及ぼしていることはたしかでしょう。

さらに、フコイダンがとくに注目されているのは「がん細胞だけ」をアポトーシスに誘導する可能性があるからです。正常な細胞までアポトーシスさせたのでは意味がありません。フコイダンは正常細胞には影響を与えずに、がん細胞だけをピンポイントに狙い撃ちすると考えられています。

前述したように、抗がん剤や放射線療法の最大のデメリットはがん細胞だけでなく正常細胞にまでダメージを与えることです。そう考えると、がん細胞だけを選択的に自滅させるというフコイダンの効果がどれほど画期的かということがわかると思います。

推論――フコイダンは異常細胞を正常細胞に変える

フコイダンはがん細胞を自然死に導く。そのことは納得できます。でも、がんが自ら死を選んで死んでいくという現象は理論的にはわかるのですが、少々矛盾があると思うのです。がん細胞がアポトーシスに至るメカニズムについて私は別の見解をもっています。

ここから先はあくまでも私の推論です。

――フコイダンは直接的にがん細胞を自然死させるのではなく、異常ながん細胞をいったん正常な細胞に戻す作用があるのではないか？

つまり、アポトーシスを忘れたがん細胞がアポトーシスをするようになるのは、がん細胞が正常細胞へと変化した結果ではないかと考えているのです。異常ながん細胞を正常にし、正常な細胞にはもともと何の変化も引き起こさない。それがフコイダンのはたらきなのではないでしょうか。異常細胞を正常細胞に戻すと仮定しなければ理論的に説明できないことがあるのです。

たとえば、肺梗塞症の患者さんへの次のような治療例がありました。

肺梗塞症にかかった患者さんにフコイダンを飲ませたところ梗塞が早期に改善しました。肺塞栓症では細胞自体は死んでしまうので、梗塞したところは改善しないというのが医学の常識です。ですから、仮に治ってもX線撮影をすればその黒い影が確認できます。ところが、フコイダンを飲んで治った患者さんの場合、梗塞部分の黒い影が跡形もなく消えているのです。

これは、どう説明できるのでしょう？　梗塞した部分の細胞が正常細胞に変化し、やがてアポトーシスしていったと考えたほうが自然だと思うのです。

それに、がん細胞だけにアポトーシスを起こし、それ以外の異常細胞にはアプローチしないという考え方にも無理があります。がん以外の難治性の病気でもフコイダンによって症状が改善するからです。

これらを考えあわせると、がん細胞だけをアポトーシスさせるのではなく、がん細胞を含む異常な細胞を正常細胞に戻していると考えないと辻褄が合わないのです。これはある意味で細胞を「新陳代謝」していると考えてもいいかもしれません。異常ながん細胞（古い細胞）を正常な細胞（新しい細胞）に入れ換えているともいえるわけですから。

もっとも、正常細胞は一定の役割を終えれば必ずアポトーシスしますから、がん細胞を直接アポトーシスさせても、いったん正常細胞に戻してからアポトーシスさせても結果的には同じことなのですが。

いずれにしても、フコイダンはがん細胞だけにアプローチしてがんを抑制し、さらにがん細胞自体を死に追いやっていきます。しかも、天然成分が原料ですから、ほとんど副作用がありません。これがなんといっても、がん治療におけるアドバンテージ（優位性）でしょう。

現在、フコイダンは「副作用のない抗がん剤」としてがん治療の現場で注目を集めています。日本国内だけではなく海外でも大きな関心が寄せられています。一般の人のフコイダンへの認知度は日本よりもむしろアメリカのほうが高いともいわれています。

ところで、フコイダンを抗がん剤や放射線療法と併用したらどうなるのでしょうか？　そんな疑問もわいてきます。

実は、フコイダンは抗がん剤の副作用を抑えるという報告もあります。ですが、私はこう思います。フコイダンの効果で改善に向かっているのであれば、抗がん剤の治療は受けないほうがいいのではないでしょうか。フコイダンの効果を半減させてしまう恐れもあるからです。しかも、抗がん剤が患者さんのからだを蝕んでしまう危険のあることは誰もが知っていることです。

放射線療法については、肺がんが脊椎に転移するなどして余命が短い患者さんの場合に限り、ポイント照射によってある程度がんを小さくすることができるのであればフコイダンと併用してもいいと考えています。

免疫力・自然治癒力を高める効果も

フコイダンの有効性はがん細胞に直接作用してアポトーシスに導くことだけではありません。研究が進められるなかで、人間の免疫力、自然治癒力を高めるはたらきをも備えていることがわかってきました。

フコイダンを飲むことで免疫力を増強させ、その人自身のナチュラルキラー（ＮＫ）細胞やキラーT細胞といった免疫システムを強化してがん細胞を撃退します。つまり、通常、健康な人の体内で起こっている免疫反応を補強するわけです。

血液の白血球中にあるＮＫ細胞やキラーT細胞は、いってみればがん細胞を攻撃する「殺し屋」です。

ＮＫ細胞は、異物を発見したらただちに攻撃を仕掛けます。がん細胞を見つけると細胞膜を破壊してがん細胞を死滅させます。キラーT細胞も同様に、がん細胞の細胞膜に孔を開けて酵素を送りこんで殺してしまいます。ちょうどがん細胞にアポトーシスがはたらくように自然死させてしまうのです。

動物実験で、フコイダンを混ぜた飼料を与えたラットでは、自然治癒力の強さを示すＮＫ活性が2倍近くも上昇したことが報告されています。

私たちが本来もっている免疫システムを活性化することで、がん細胞と闘う戦闘能力をパワーアップさせる。フコイダンはそうした間接的な抗がん作用も備えているというわけです。

最大の免疫器官「腸」に働きかける

意外と知られていませんが、私たちの臓器のなかで最大の免疫器官は「腸」です。

免疫系は大きくわけて1次免疫系と2次免疫系に分かれます。1次免疫系の器官は骨髄と胸腺です。白血球などは骨髄でつくられます。2次免疫系の器官は、脾臓、肝臓、骨髄、そしてからだのあちこちにあるリンパ組織です。

このリンパ組織は、免疫システムのいわば最前線で、異物が侵入しやすい場所に集まっています。

実は、からだのなかで最も異物が侵入しやすい場所は、食物を吸収する「小腸」です。そのため、小腸の粘膜にはからだ全体のリンパ組織の6～7割が集まっています。小腸のリンパ球が活性化されると、そのパワーは全身のリンパ球に波及します。

この免疫システムは「腸管免疫」と呼ばれます。

若いときは主に1次免疫系の胸腺が免疫センターの役割を果たし、Tリンパ球という兵士を育てあげます。それが、がん年齢の始まりに当たる40歳を過ぎる頃になると胸腺はその役割を終え、司令塔である免疫センターは腸管リンパ組織にシフトするのです。

つまり、中年期以降の免疫力は腸管リンパ組織にかかっているといってもいいでしょう。

小腸の出口には、食べたものなどと一緒に侵入してきた有害物質が体内に吸収されないようにするための「バリアー」が設けられています。これは「M細胞」と呼ばれます。M細胞はからだにとって有害なものは免疫細胞に攻撃命令を出して排除し、からだに有益なものだけを通して大腸に送ります。これを「腸の選択吸収」といいます。

東北大学名誉教授の名倉宏博士は、フコイダンを摂取するとこのM細胞が反応するのではないかと説明しています。

つまり、こういうことです。

フコイダンはからだにとっては外部からの異物です。ですから、摂取すると、このM細胞でやはりチェックを受けます。そのときに、フコイダンは人体にはない特殊な分子構造をしているために、M細胞の下にあるマクロファージという免疫細胞が勘違いをして、フコイダンを有害な敵と認識してしまいます。すると、免疫システムが作動し、リンパ球はフコイダンを攻撃しようとして免疫細胞が活発に働き始めます。その結果、腸の免疫力が高まって、それがからだ全体に波及して免疫システムを増強するのではないかと推測しています。

フコイダンはがん細胞を兵糧攻めにする

フコイダンには、がん細胞に対するもう一つの攻撃手段があると考えられています。がん細胞が増殖していくときには大量の栄養や酸素を必要とします。がん患者さんがやせ細っていくのは、自分が必要な栄養をがん細胞に横取りされてしまうからです。

がん細胞は自分が増殖していくための栄養や酸素を得るために、自分の周囲に新しい血管（新生血管）を勝手につくって張りめぐらそうとします。がんが転移するときもこの新生血管がルートになります。

フコイダンには、この新生血管ができるのを邪魔するはたらきのあることも明らかになってきました。

というのは、がん細胞は新生血管ができると増殖のスピードが加速することがわかっているのですが、フコイダンを飲んでいる人ではこうした急激な変化がないのです。

つまり、フコイダンはがん細胞への栄養補給ルートや逃亡ルートを発見すると、そこにダメージを与え、いわば「兵糧攻め」にすることによってがん細胞の成長を止めて壊死させていくといわれています。

これは、フコイダンのもっている「新生血管抑制作用」と呼ばれます。不死身のがん細胞といえども、栄養補給路を断たれたのではその勢いを失っていき、やがて死滅していくことになります。

フコイダンはなぜ医薬品にならないのか？

では、がんに対してこれほどの効果のあるフコイダンがなぜ医薬品にならないのでしょう？

そこにはこういう理由があります。

ある物質が厚生労働省で医薬品として認可されるためには、長い時間と莫大な費用がかかります。基礎研究でどういう作用があるかをきちんと調べ、試験管のなかでの実験から次は動物実験を何度も重ね、最後にヒトに対する臨床試験を繰り返して初めて医薬品として認可されます。日本では、新薬の発見から発売までにかかる平均年数はなんと15年だそうです。

しかし、いまこの瞬間にもがんで亡くなる患者さんがたくさんいらっしゃいます。毎日のように余命少ないがん患者さんが出ています。

医薬品として認可されるのを待っている時間はありません。臨床医としては、目の前の患者さんを一刻も早く救うことを最優先で考えなければなりません。

そのためには、サプリメント（健康食品）という形で飲んでもらうのが現段階では最善の方法だと思います。

ただ、がんの改善例がさらに積み重なっていけば、フコイダンの研究はこれから急速に進んでいくものと考えられます。いずれ、医薬品として認可される日が来ないとも限りません。

PART 5

波動エネルギーを指標に 四位一体療法の実践へ

そのサプリメントは「私のがんに効きますか？」

こうして私は２００２年頃から、フコイダン療法を柱としてがん患者さんの治療に本格的に取り組むことになりました。ところが実際には、がんの改善率は思ったほどは伸びていきませんでした。代替医療が有効な患者さんは確実にいる一方で、あまり効果の得られない人もいるのです。

従来の西洋医学では絶対にがんは治りません。かといって、当時私が行っていた治療だけではまだまだ力不足であることも否めませんでした。

「本当に代替医療でがん患者さんを救えるのだろうか？」

私は半ば疑心暗鬼の状態になり、苦悩する日々が続きました。

フコイダンは「代替医療の旗手」といわれるように、画期的なサプリメントであることは間違いありません。でも、一つの抗がん食品（サプリメント）がすべての患者さんに確実に効くということはありえません。また、がんの種類や場所によっても効果は違ってきます。

フコイダンにしてもそうですが、あるジャンルのサプリメントは多くの場合、いくつかのメーカーから発売されています。ところが、メーカーによって効果にバラツキがあります。同じ「フコイダン」でも効くものと効かないものがあるわけです。

それでも、メーカーはあの手この手で自社製品を宣伝します。問い合わせると、どのメーカーもハンで押したように「うちのフコイダンがいちばん効きます」と口を揃え、資料を送り付けてきます。中身は大差ありません。その商品がどれだけ優れているかを強調した、売らんがための宣伝と、〝奇跡〟の大安売りのような事例集です。いったいどれが本当に効くのだろうか？　こうして患者さんは迷っていってしまいます。

これは、電解水生成器などの健康機器についても同様です。アルカリイオン水、電解還元水・活性水素水といろいろな種類がありますし、いろんなメーカーの商品があるのでどれを買えばいいのか迷ってしまう。メーカーの人間は売上アップが至上命令ですから、自社製品に有利なことしかいいません。

それに、最近は健康ブームで、テレビの健康番組でもいろいろなサプリメントなどが紹介されます。でも、きちんと検証されていない根拠のないものがほとんどです。テレビは視聴率を取ることがすべてですから。あまりにも情報が氾濫しすぎているのです。

「水がいいと聞いたのでアルカリイオン水を飲んでいるのですが全然改善しません」というがんの患者さんがいらっしゃいました。やはり波動還元水じゃないと病気を治すエネルギーがないのだろうと私自身は思うわけですが、患者さんにその違いを的確に伝えることができないもどかしさがありました。

患者さんが知りたいことはたった一つです。

「そのサプリメントは私のがんに効きますか？」

ということです。

患者さんは自分に最も合うサプリメントを選びたいのです。とくに末期がん、進行がんの患者さんにとっては、飲んでみて効いているかどうかをいちいち検査する時間的な余裕もありません。ですから、多くの患者さんは「下手な鉄砲も数打ちゃ当たる」ではありませんが、効かないことも想定して2つ以上の健康食品やサプリメントを同時にとっています。

もし、そのサプリメントが自分に効くか効かないかを見きわめる手立てがあれば、患者さんにとってこれほどの福音はありません。

そして、それは私自身にとっても同様です。「これはあなたに効きます」と自信をもってすすめられれば、必ずや多くの患者さんの役に立てるはずです。

私の場合、幸運だったのは、フコイダンにしても還元水生成器にしても確かな商品に最初にめぐり会ったことでした。フコイダンを使い始めるときは確固たる証拠がありませんでしたから、まずメーカーから無料サンプルを提供してもらって50人分の治験を行い、その効果を確認してから使うという方法をとりました。それしか手立てがなかったわけです。

運よくそれが良質なフコイダンで、がん患者さんに対する驚くべき改善率を示しました。でも、それはあくまでも「たまたま」にすぎません。

私が求めていたのは、サプリメントの効果を数値化し、それぞれの商品を客観的に比較できる指標でした。

波動を測定するMRAとの出会い

ブレイクスルーは思わぬ方向からやってきました。2004年のことです。

知人を介して、ドイツ製の波動測定器MRA（マグネチック・レゾナンス・アナライザー：共鳴磁場分析器）というものの存在を知りました。またもや医師としての第六感がはたらきました。私は、これこそサプリメントなどの効果を数値化するための強力な武器になると思ったのです。

では、「波動」とは何でしょう？

説明は難しいのですが、簡単にいうと波動とは物質や生体がもっている「微弱エネルギーの強さ」と考えていただいてよいと思います。これは気功などの「気」にも通じるものです。

波動というと、なんとなく「怪しい」といった誤解があります。その理由は、目に見えないものであるために科学的イメージにそぐわないと考えられているからでしょう。でも考えてみれば、同じように目に見えないものの一つに「電波」があります。テレビ、ラジオ、通信衛星、携帯電話など私たちは日常的にその恩恵を受けています。また、音波や光波というものもあります。超音波や心電図、脳波などとてもポピュラーな医学検査も電気信号を波形にしているものです。これらもつまりは波動です。

1972年、アメリカの解剖学者ハロルド・サクストン・バー博士は世界で最初に波動エネルギーの理論を発表しました。

その波動理論の概略はこういうことです。

私たち人間はもちろん地球上の万物は振動しています。しかも、物質は固有の電気的なリズム（特性）をもっています。量子力学という最先端の物理学によって、物質は分子、原子、さらに素粒子から構成されることが解き明かされつつあります。あらゆる物質はこの原子あるいは素粒子といった超ミクロのレベルで微弱ながらたえず振動しています。その振動が「波動」です。

波動理論では「場」という概念を重視します。電気の流れや状態によって、個々の生命体や物質はそれぞれ固有の磁場（電気力場）を形成し、その場は本来、安定しています。ところが、この場の状態が崩れることがあります。人間であればそれが病気だと考えます。ハロルド・サクストン・バー博士はこの磁場を「ライフフィールド（生命場）」という言葉に置き換えて説明しました。

その後、やはりアメリカの科学者ロナルド・J・ウェインストック博士は、微弱なエネルギーを波動機器として測定することに初めて成功します。それがMRAです。その機器の開発には量子力学が応用されました。

波動は音のように共鳴現象によって伝わります。同じ周波数の2つの音叉の一方を鳴らすと、もう一方も空気の振動によって音が鳴ります。これが共鳴です。

MRAはこの共鳴現象を利用し、物質固有の振動パターンを電気的な周波数として出力できる機器です。その原理は、医療現場で使われているMRI（核磁気共鳴画像法）に似ています。あれも一種の波動で、一定の周波数の電磁波を患者さんのからだに当てて、体内の水素原子が共鳴して跳ね返ってきたものを画像としてとらえるものです。

サプリメントなど食品、薬、水などの物質、さらに人間の臓器や器官などが発する波動を測定することで、物質のもつエネルギーの状態や人体への影響度、健康度などを判別することができると考えられます。

効果のあるサプリメントはわずか2%

ＭＲＡは、食品でも薬品でもすべての形あるものの波動を測定することができます。測定対象を計測すると、０～20の範囲で数値が表示されます。この数値が高いほど波動エネルギーが高いと判断します。

私は、サプリメントは20点満点で16点以上が計測されなければ臨床には応用できないと考えています。１００点満点で考えると80点以上ということです。

たとえば、あるサプリメントの波動を測定してみると、商品ごとに波動エネルギーの強弱は違います。

当院で使っているフコイダンを測定してみたところ18～19点でした。他のメーカー何十社から商品サンプルを取り寄せて測定しましたが、いちばん高くて16点です。かなりメジャーな名の通ったメーカーのものでも15点でした。18～19点というのは群を抜いて高い点数だということができます。

私はこれをサプリメントの効果の指標にしています。点数の高いものは患者さんに自信をもってすすめることができるようになりました。

同じように、ミネラルやビタミンなどのサプリメントの波動を測定することで、本当にパワーのある商品を選んで患者さんに具体的にアドバイスすることができます。ミネラルウォーターもそうです。日本で販売されているミネラルウォーターは高くても7～8点ぐらいしかいきません。

いちばん怖いのは、患者さん自身は信じて飲んでいるけれど、そのサプリメントが本当に効いているかどうかわからないという状況です。

現在、還元水は大小のメーカー合わせてだいたい100社くらいから発売されています。私はこれまでにいろいろな商品を取り寄せて波動測定してきましたが、その経験でいうと、その効果が医療現場で臨床応用できるくらいのレベルにある本物の還元水を売っているのは2社ぐらいです。つまり、全体のわずか2%にすぎませんでした。フコイダンにしても、約30社から発売されていますが、本当に有効な商品は同じような割合でしょう。確率にすれば「本物は2%しかない」ということです。素人である患者さんがそれを探し出すのは至難のワザだと思います。

このあたりにも代替医療が普及しない原因の一端があるような気がします。

波動測定でがん患者の状態を分析

ＭＲＡは、サプリメントなどの物質はもちろん、人間のからだの状態を測ることもできます。

万物は固有の波動をもっているわけですから、当然、人間のからだの細胞も振動パターンをもっています。からだは電気信号で動いています。心臓、肝臓、筋肉、血管などの臓器や器官もすべて固有の正常な波動をもっています。

つまり、胃は胃の波動を、肝臓は肝臓の波動をもっています。ところが、病気になるとその波動パターンが変わります。胃がんの人の胃は正常な胃の波動と違いますし、肝がんの人の波動は正常な肝臓の波動とは異なります。

ＭＲＡでからだの状態を測定する場合の原理は次のようなことです。

ラジオは周波数がピッタリ合わないと放送局からの電波を受信できません。それと同じように、ＭＲＡからは細胞や組織の正常な状態の周波数が出力されます。その波動情報を測定プレートによって人体に送り込みます。病んでいる臓器や器官は、正常な波動パターンに対して周波数がズレています。すると、点数はそれだけ低く出ます。

病気のからだや器官は異常波動を出しているので、ＭＲＡで測定することでエネルギーがどれだけ低下しているかがわかるのです。細胞が本来の周波数を発していないということは、もしかしたら物質的なレベルでも機能が低下している可能性があるわけです。

しかも、測定したときの異常値からがんを早期発見したり、その人の将来の病変を予見したりすることも可能だと考えられます。薬物やサプリメントがその人にどう影響を与えるかを把握する手段としても役立ちます。

当院で使用している波動測定器（ＬＷＡ）には、臓器や器官、細胞などの状態、そして恐怖、不安、怒りといった感情までも周波数として確立されており、約８００～９００項目に分類・コード化されています。

測定数値の判断基準は、下の表の通りです。

当院では、約１６０項目にわたる「生体微弱エネルギー測定表」（波動測定表）をつくっています。

このフォーマットを利用して患者さんの生体エネル

測定数値の判断基準

点数		状態
1～4点	×	明らかに病気
5～7点	△	病気の前段階・予備軍
8～11点	○	ほぼ正常
12点以上	◎	きわめて健康

ギーをさまざまな角度から測定します。

なかでも、がんの患者さんについては必ず測定する基本項目があります。「血液」、「腸内細菌」、「免疫機能」、「がん」の4つです。その他関連項目として約20カ所測定します。ほとんどの患者さんは、まず血液が汚れ、腸内異常発酵が起こり、免疫が低下して、がんになります。

現代のストレス社会に生きている人は、一見健康な人でも、血液、腸、免疫などの数値はよくありません。8点以上の人はあまりいません。本当にきちんとした食生活をしている方は9～10点が出ます。ほとんどの方は5～7点の範囲です。

もちろん、がんの人はさらに数値が低いです。ただ、食事療法を1カ月くらい続ければ

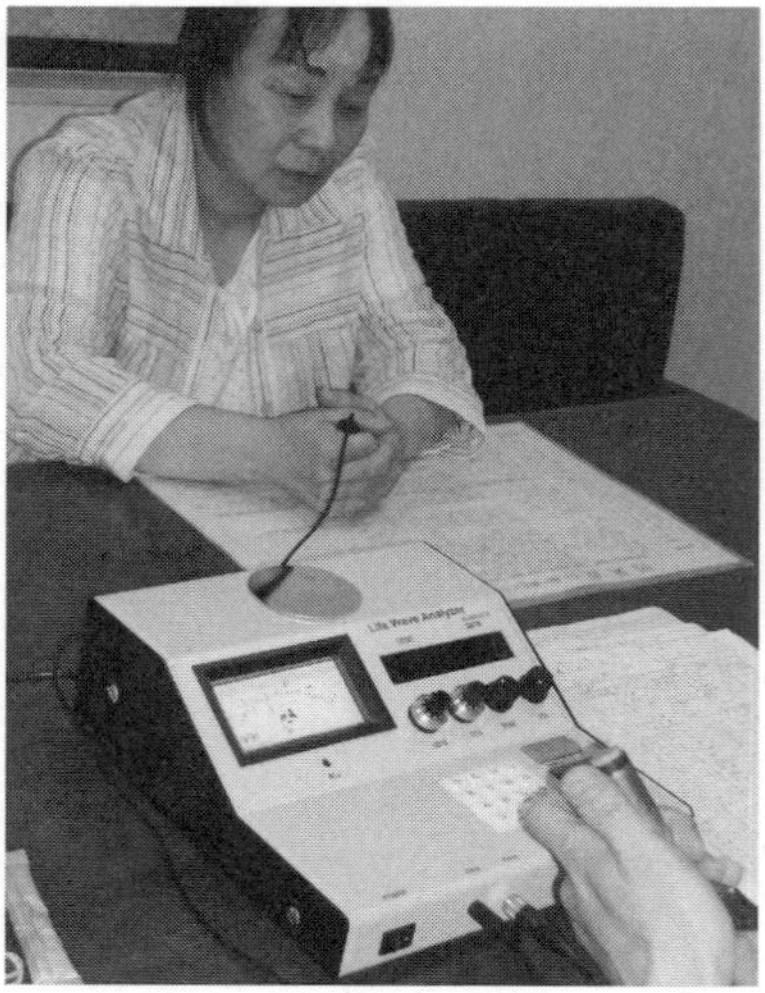

波動測定を受ける患者さん
（手前に見える手は測定をしているカウンセラーの手）

これらの数値はだいぶ改善されます。

血液、腸、免疫の3つを「三大図式」といいます。この基本項目の数値がある程度高くなったら、がんに対して臨戦態勢が整ったものと判断しています。血液には、食事で主にビタミン、ミネラルをどのくらいとっているかが反映されます。7～8くらいになると患者さん自身でも体調の変化がわかります。それで、希望が湧いてくるわけです。

逆に、三大図式が改善しなければ絶対にがんは治りません。実際、治療がうまくいくケースでは、ほぼ「血液→腸内細菌→免疫機能→がん」という順番で波動エネルギーが正常化していきます。これは理に叶っていると思います。

もちろん、たとえば「免疫」のエネルギーが思ったほど上がってこないといったケースもあります。そういう場合には、フコイダンを増やしたり、後述するワクチンによる免疫療法などを併用したりしていきます。

水はエネルギーや情報を媒介する

人間の病気というのは、部分的に悪いところを検査するのではなく、からだ全体を見ることが大切です。「人体のしくみ」についてお話しておきます。

1、生命を維持しているのは、食物と水と酸素です。これが分解、消化、吸収されて血液になります。

2、人体の全て、脳、神経、臓器、器官、組織など電気信号という波動で動いています。

◎波動とは、「生命エネルギー」で「気」ともいいます。

◎気という波動のリズムが低下し、乱れた状態を病気と考え、そのリズムを正しくすることで元気になります。

◎健康体をつくるには、波動を高め、リズムを整えることが大切です（この血液をきれいにして、波動を高めることが代替医療の基本となります）。

3、人体には血管と神経が全身に張りめぐらされています。血管は大切な大切な血液を運び、神経は波動という電気信号を伝達して人体を正常に保っています。

4、脳が動くように電気信号を出して指令します。その指令を各神経が伝達して、自律神経が人体の全てをコントロールしています。自律神経は、無意識のうちにコントロールしており、心という意識で動かすものは体性神経です（自律神経には、交感神経と副交感神経があり、バランスをとっていますが、このバランスが崩れ、リズムが乱れると人体の全てに異常が起こります）。

5、自律神経の乱れは、血液の汚れと心の乱れによって起こります。神経も心も脳にありますから、血液の汚れが一番恐ろしいといえます。

6、神経が波動を伝達しており、その神経をバランスよくつかさどっているのがホルモンです。神経伝達物質がホルモンの役目です。

7、ホルモン分泌の司令塔が、脳にある脳下垂体です。それによって甲状腺、卵巣、副腎、大腸がホルモンをつくっています。人体で一番大切なところは、頭の中であるということです。

頭の中には、脳という大脳、脳幹、小脳があり、

◎大脳は、頭頂葉、前頭葉、側頭葉、後頭葉に分類されます。

◎脳幹とは、中脳、間脳、橋、延髄であり、間脳には、視床下部（視床全体）があり、視床下部が、自立神経、脳下垂体、免疫力という3つをコントロールしています。

◎小脳は、平衡感覚、運動指令、活動状態をつかさどっていて、大脳の代わりをします。

このように頭の中に脳、神経、心があります。これらの波動が乱れて低下すると、全ての病気に関係します。

これらを総合的に考えると、食生活の間違いとストレスによって血液が汚れ、その汚れ

た血液を摂取した全ての細胞は、苦しくなり弱っていきます。つまり、動かす「波動」という電気信号が乱れて低下していきます。

特に人体のコンピューターの役目をする頭の中の脳と神経と心が正しく動かなくなり、病気を引き起こしていると考えられます。波動の歪みを整える方法として2通りあります。

まず一つは、普段から飲料や料理に使用する水を、脳、神経、感情といった重要な部分に対する波動が高い「波動還元水」を使うことです。水道水などは汚染によって消毒されていますので、波動が低く血液を汚す酸化作用が強くなっています。安全でありますが、健康に良い水とはいえません。これは、「波動が高く還元力の強い水」を生成する器械を設置してつくる事ができます。

もうひとつは、正しい波動情報をインプットしたオリジナルの水をつくり、飲用することです。

MRAやLWAなどの波動測定技術を用いて、必要な情報を取得し、波動情報入力器を使い情報コードを入力し、情報コードを転写した水を「波動情報水」と呼んでいます。

水の科学の最前線では、水はエネルギーや情報を媒介するものだということが明らかになってきました。

水は、波動情報を記憶させるのに最も適した物質で、これを体内に取り入れることで生命の波動をコントロールすることができるという考え方があります。外部情報を受けてそれを全て記憶する性質――これが水と他の物質との大きな違いだといわれています。

例えば、地面や海面から蒸発した水は、空気中で大気汚染の影響を受けます。つまり、汚染物質という「悪い情報」を取り込んでしまいます。さらに、雨となって地表に注がれれば、今度は農薬や化学肥料などの「悪い情報」を取り込んで、野菜などの食物に悪い影響を与えます。つまり、水は中立な物質であるために周りの影響を受けやすいのです。このことは、逆にいえば、良い情報も転写されやすいということがいえます。

当院では、「波動還元水」をベースに「波動情報発生器」を使って、波動情報水を作っています。方法は、ＬＷＡで測定し明らかになった波動数値の中で数値の低かった項目や関連している項目を選び出し、コード化された正しい波動情報を転写します。

たとえば、胃がんの患者さんであれば、胃という変異を起こした細胞（がん）だけ見るのではなく、全体の波動のリズムをよくするため、バランスが大切です。特に血液、免疫力、排泄、そして脳、神経などです。したがって、この波動情報水は、それぞれの患者さんの個人情報がメモリーされており、まさにオーダーメイドの情報水ということになります。

その水を飲むことで乱れた波動が修正され、バランスの乱れが改善されます。からだのなかの周波数が正常化することで体調も改善していきます。

この水を毎日飲み続けることが大切です。そもそも水は私たちが生命を維持する上で不可欠なものです。正しい波動エネルギーを含んだ水を生活のなかで毎日飲用することは、少なくともマイナスにはなりません。

アトピー性皮膚炎やアレルギー性鼻炎などのアレルギー病では、この波動情報水を毎日飲用するだけで多くの人の症状が改善されています。

「体質」ははたして変えられるか?

東洋医学などの代替医療では「体質改善」という言葉がよく使われます。

では、体質というものははたして本当に変わるものなのでしょうか?

私は、体質を100%変えることは無理だと思っています。体質というのは要するに遺伝情報です。たとえば、がんの体質をもっている人は遺伝子に傷がついているわけです。がんばかりではなく、糖尿病などの生活習慣病も同じ家系で発生することがよくあります。その体質はいわば遺伝子にメモリーされているわけですから、それを根本的に変えることはできません。

ただ、食事や水など生活習慣を改めることで、一時期その体質をある程度よい方向にシフトさせることは可能だと思うのです。根本的な体質は変わらないけれども、日々生まれ変わる細胞を強固なものにし、免疫力を持ち上げることで病気を発症しないようにすることはできるのではないでしょうか。

でも、遺伝子の記憶は消えません。だから、生活習慣がまた不規則になればDNAが指令を出して、からだの状態はあっという間に逆戻りしてしまいます。それはもちろんMRAの波動のスコアにも如実に反映されます。

食事療法や水療法、フコイダンでがんが消えて完治したらそれで万事OKというわけではありません。油断して不摂生すれば再発する恐れもあることを忘れないでいただきたいと思います。

ですから、がんが改善したらフコイダンなどのサプリメントやワクチンは止めてもいいのですが、食事療法や水療法だけは絶対に続ける必要があります。せっかく玄米食を食べるようになったのに、からだに悪い酸性食品である白米に戻す必要はないし、飲用水をまた汚れた水道水に変えることはないじゃないですか。良い習慣はぜひ一生続けてほしいと思います。それは、がんだけではなく他の病気を予防することにもつながるわけですから。

複数の治療の組み合わせ「安藤式四位一体療法」

前述したように、フコイダンに出会うことで私はがんの代替医療を手がけるようになりました。ですが、私の専門は整形外科です。自分の病院で大々的にがんの代替医療をやるつもりはありませんでした。代替医療を押し付けるつもりもさらさらありません。きれいごとに聞こえるかもしれませんが、私はがんの代替医療で生計を立てていこうなどとはみじんも思っていません。一般の整形外科の診療で経営は十分に成り立っていますから。

私ががんの代替医療に取り組んでいるのは、むしろがんセンター時代に患者さんを助けることができなかったことへの罪滅ぼしという意識からです。そもそも、フコイダン療法にしても身内や親戚ががんになったときの選択肢を用意しておこうという考えで行っていたのです。私自身もがん家系ですから。

ところが、案に相違して患者さんが口コミで広がっていき、紹介患者さんもどんどん増えていきました。医者仲間からの紹介もあります。「代替医療に関心はあるが自分の勤務している病院ではできないから」と。

そういう状況があったので、重い腰を上げて特殊外来として本格的に取り組むようになったわけです。といっても、受診された患者さんには波動測定やカウンセリングなども行うので診療には時間がかかります。せいぜい1日に3、4人が限界です。

フコイダンは画期的な代替医療です。劇的に効いたケースを何例も経験しました。ところが、症例を重ねていくうちに私はあることに気づきました。前述したように、フコイダンだけではどうしても治せないケースもあるのです。

フコイダンによる治療は、平均すると改善率は約30%にとどまってしまいます。ここでいう「改善率」というのは、腫瘍が完全消失、または2分の1以下に小さくなった治癒症例について「改善があった」と判断した上での数字です。

3人に1人は救えるのだから、という考え方もあるでしょう。だけど、私はそれでは満足できませんでした。有効率30%では治療法として不完全だといわざるをえません。

フコイダン療法で3～4年の経験を積んで、がんという強敵と闘うには一つの治療だけでは限界があることを私は悟りました。

実際に波動測定してみると、フコイダンは「免疫」や「がん」の項目に対してはパワーが強いのですが、「血液」の汚れや「腸」の状態の改善にはあまり効かないのです。せいぜい10点程度しか出ません。

「そうか、これだ!」と思ったのです。

つまり、この世に万能な治療などないということです。

こうしてたどりついたのが、独自の代替医療の方法論「安藤式四位一体療法」でした。

それは次の4つの治療法の組み合わせです。

(1)食事療法と波動還元水による水療法

(2)エネマシリンジによる洗腸・浣腸(腸のメンテナンス)

(3)フコイダン療法

(4)ワクチン療法

このうち、(1)と(2)はがん、生活習慣病、アレルギー疾患などすべての病気に共通します。(3)と(4)はがん専門の代替医療です。

がん患者さんへの治療の基本は、血液や腸の状態は食事療法や水療法で強化し、臨戦態勢を整えてからフコイダンでがんを叩く。末期がんなどそれでも追いつかないケースにはワクチンを併用する、というものです。

丸山ワクチンは波動スコアで18点位いきますから、やはりそのエネルギーはすごいものがあります。でも、フコイダンと同じように、「がん」と「免疫」に対するパワーはあるものの、「血液」や「腸」にはあまり効かないのです。要するに、それぞれの療法には得意・不得意があるということです。

（1）～（4）は、それぞれ単独での改善率は2割～3割でした。単独ではいずれもその程度のパワーです。ところが、この安藤式四位一体療法による総合的なアプローチを実践するようになってから、がん患者さんの改善率は8割ほどになりました。

一つひとつの治療の特徴を生かし、作用機序の異なるものを組み合わせることで相乗効果が期待できるのです。（1）～（3）で十分がんが改善する方もいれば、（1）～（4）のすべてが必要な方もいます。

ワクチンやフコイダンが万能なわけではありません。ワクチンで足りないところは食事で補う。フコイダンで足りなければ水療法を行う。このように、いくつかの方法を併用することで、治療に穴がないよう完全を期すのが安藤式四位一体療法のコンセプトです。それぞれ単独の治療では役不足でも、三本ならぬ「四本の矢」をたばねればそう簡単には折れないので、がんという難攻不落の敵にもどうにか対抗できるというわけです。そして、現在、遠赤外線による温熱療法を取り入れていきます。

がんは、熱に弱いということは、証明されています。当院では、炭素の光による温熱療法を開始しました。がんは42度で死滅するといわれていますが、この炭素の光は、1022度もある温熱器です。光を使っていますので、火傷や人体に悪影響は全くありません。これについては、「遠赤外線を使った全身温熱療法」（１４９頁）で説明します。

波動検査5以上のがんなら治癒も可能

波動測定器（ＬＷＡ）を導入以降のここ3年ほどの経験から、もう一つわかったことがあります。

それは、「がんは波動測定で5以上であれば完治する可能性がきわめて高い」ということです。

四位一体療法で治療していくと、波動検査の数値が6、7とどんどん上がっていきます。8で一応、安全な領域に入ったと判断しますが、この時点ではまだ腫瘍は少し残っていることも少なくありません。波動スコアが9～10にまで上がれば、がんは完全に消失していると判断できます。これは実際に何人もの患者さんがＣＴなどの画像で確認しています。ここまで来ればもう安心です。あとは半年に一度の検査でフォローしていくことになります。

逆に、波動スコアが4以下になっていればもはや末期の状態です。そうなると、「時間との勝負」になります。なお、がんの進行度と波動検査の数値はほぼ一致しています。波動スコアで4以下になると、西洋医学でいうステージ4の段階です。

食事や水で体質を改善していくまでに3〜4カ月かかります。私たちの体内では日々古い細胞はアポトーシスで自然死し、新しい細胞が生まれています。たとえば、肝臓はだいたい200日ぐらいで新しい細胞に入れ替わるといわれています。

ですから、余命2カ月、3カ月となると治癒はなかなか見込めません。からだの改善ががんの進行に追いつかないからです。もちろん、なかにはそれでも助かる患者さんもいらっしゃいます。

これは、がんの種類にもよります。肝臓がんや肺がんは治癒にもっていける可能性が高いです。難しいのは膵臓がんです。見つかった時点でかなり進行していますから。私の経験では、膵臓がんが完全に消失したのは2例だけです。

私の感触としては、余命半年以上という方であれば「安藤式四位一体療法」の組み合わせでなんとか間に合います。最近になってようやく、患者さんの状態によって「これだけやれば、なんとかなる」という組み合わせの妙もわかってきました。

「安藤式四位一体療法」の詳細は次章でお話ししましょう。

PART 6

この代替医療なら がんと十分に闘える！

四位一体療法のベースは食事療法

「安藤式四位一体療法」の基本はなんといっても食生活です。バランスのよい食事は血液の汚れを浄化するために欠かせません。

ＰＡＲＴ２で酸性食品とアルカリ性食品について説明しました。避けてほしい酸性食品をまとめたものが図３です。アルカリ性食品と酸性食品は３対１の割合でとるのが理想です。

免疫力を高める食事のポイントを次にまとめましたので参考にしてください。これはゲルソン療法を私なりにアレンジしたものです。こうした食事療法を続ければ３カ月で血液がきれいになります。

（１）毎日の食の基本は玄米

主食はなんといっても玄米が最適です。玄米は精製していないので、米が本来もっている栄養素を豊富に摂取できます。玄米はよく噛んで食べることが大切です。噛むことで、脳が活発に動き、ホルモンや消化液、酵素の分泌が高まり、玄米に含まれた栄養素を無駄なく消化吸収します。よく噛むことで、ゆっくりと時間をかけて食べる習慣も身につきます。

なお、炭水化物のなかでもパンや白米、麺類などはからだを酸性にするのでなるべく避けたいところです。

（2）野菜ジュースを飲む

ゲルソン療法で特徴的なのがニンジンなどの野菜ジュースを大量に飲む点です。植物に含まれるビタミン、ミネラル、酵素、生理活性物質を摂取するためです。とくにニンジンにはβカロテンなど、がんになりにくいからだをつくる成分が豊富に含まれています。

（3）デザイナーフーズを積極的にとる

デザイナーフーズというのは、がん抑制効果のある食品のことです。1990年にアメリカの国立がん研究所で「デザイナーフーズ・プログラム」が発表され、研究データに基づき、がん抑制効果のある食品（主に野菜

図3　避けてほしい陰性の酸性食品

砂糖、未完熟果物、アルコール、タバコ、ジュース類、甘い菓子、水菓子、殆どの加工食品（食品添加物）、各種ナッツ類、マーガリン、みりん、ハチミツ、化学甘味、インスタントコーヒー、ココア、ミルク、片栗粉、牛乳、パン（イースト）、植物油、もち
まぐろ、さば、ぶり、鳥肉、マヨネーズ、牛肉、豚肉、卵、マトン、くじら

千坂諭紀夫著『血液力―毎日の「食べ合わせ」で病気を治す血液ができる三日目から実感！千坂式食療法』（幻冬舎、2004年1月30日　第4刷）を参考に作成

図4　がん抑制効果のある食品

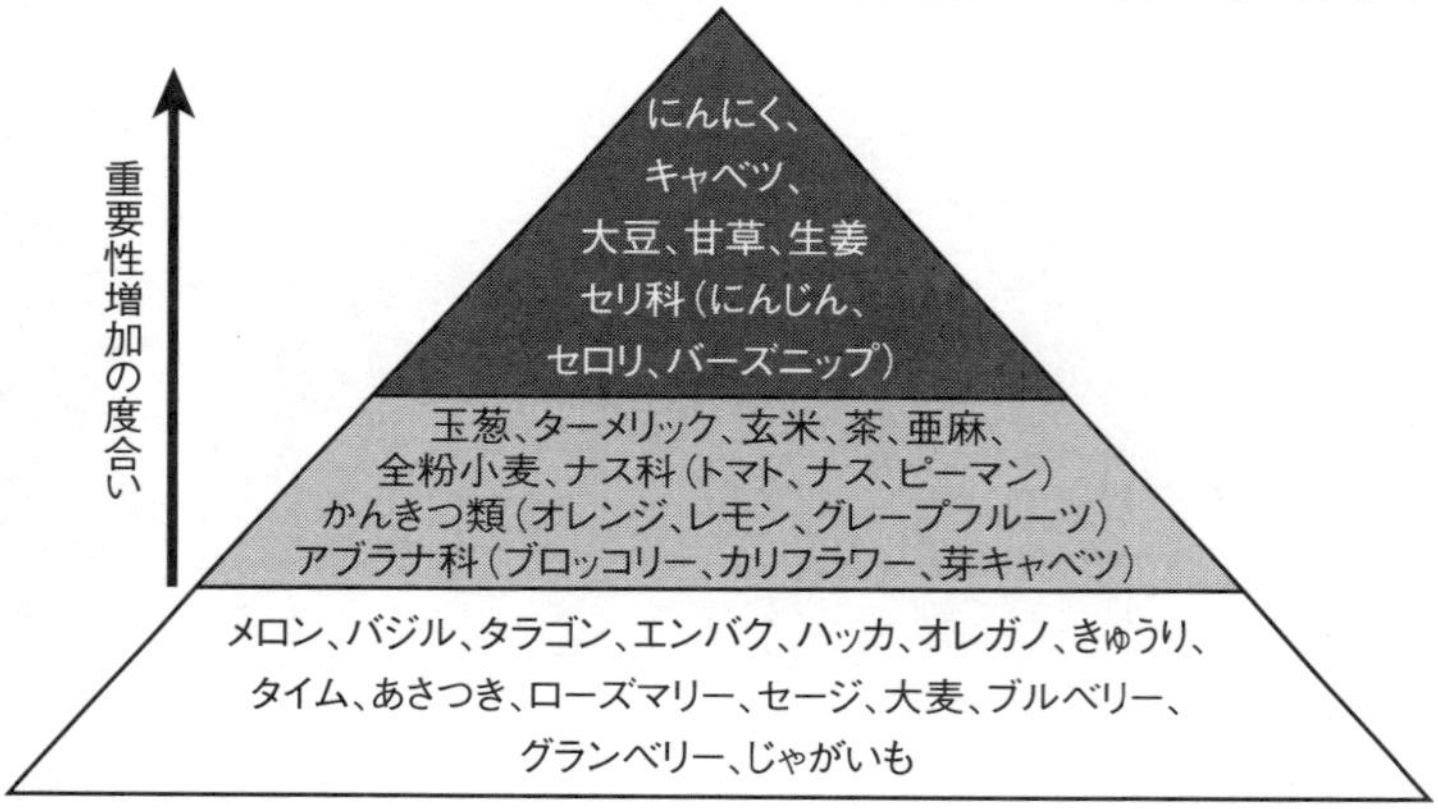

（デザイナーフーズプログラムより）

や果物）がピラミッド型の表にまとめられました（図４）。このうち、がん抑制効果が最も高い（ピラミッドの頂点に位置づけられている）食品で、日本人に馴染みのあるものは、ニンニク、キャベツ、大豆、しょうが、セロリ、ニンジンなどです。発がん抑制が期待できるので積極的に食べるようにしたいものです。たとえば、ニンニクや大豆には抗酸化作用のある成分が多く含まれていて、活性酸素による遺伝子の損傷を防いでくれることが明らかになっています。

（４）脂肪、動物性タンパク質、塩分を控える

　脂肪、動物性タンパク質は、がんの養分になりやすいので控えましょう。術後に牛エキスを飲んだところ、がんの再発率が高まった

という報告もあるほどです。タンパク質は多すぎても少なすぎても免疫力を低下させます。肉、卵、乳製品などの動物性食品は脂質も多いので控えたいところです。タンパク質はなるべく魚介類と植物性食品から摂取するようにします。

脂質のなかでも悪玉コレステロール（ＬＤＬコレステロール）はがん細胞が増殖するときの原料になります。ほとんどの油脂は悪玉コレステロールの原料になるので控えましょう。唯一推奨されるのは、善玉コレステロール（ＨＤＬコレステロール）を増やすαリノレン酸（ｎ－３系多価不飽和脂肪酸）が含まれる青魚や、ゴマ油、オリーブ油などの植物油です。また、塩分のとりすぎは高血圧だけでなく胃がんの原因にもなります。そして、がんの患者さんも塩分も控える必要があります。というのは、正常な細胞の場合は、細胞の外にナトリウムがあって細胞との水の受け渡しを行っていますが、がん細胞には本来入るはずのないナトリウムが大量に入り込んでむくんだ状態になっています。細胞内からナトリウムを排出する必要があるので、食物中の塩分は極力減らしましょう。

（５）キノコを大量に食べる

キノコ類は食物繊維が豊富で、βグルカンなど抗がん作用・免疫増強作用の期待できる成分が含まれています。高価な健康食品にもキノコの成分が含まれているものがありますが、キノコの摂取を心がけるだけで効果があります。身近なところでは、エノキダケ、ブナシメジ、マイタケなどがおすすめです。
（6）発酵食品をたくさんとる
味噌、納豆などの発酵食品や、大根、山芋おろし、生ジュースなどをたくさん食べると血液がきれいになります。

玄米食をおいしく食べるには？

「玄米は固くて食べられない」という人もいます。どうしても食べられない人は水分を多くして軟らかく炊くか、おかゆにして食べる手もあります。

それでも食べられない方には「五分づき」をおすすめしています。

五分づきというのは、玄米を半分精米したもの。ちょうど玄米と白米の中間で、玄米の栄養分を残しつつ、玄米特有の臭みも少なくなり食べやすい米になります。これだと皆さん続けられるようです。やはり長く続けていただくことが大切ですから。

ただし、精米されるとそのぶん栄養分が減ってしまいます。いちばん少なくなるのが食物繊維で、五分づきで約半分になります。ミネラル、ビタミンもかなり失われてしまいます。

ですから、この失われた栄養分を補う必要があります。そのためには、適宜、雑穀を混ぜるとよいでしょう。玄米と麦、ひえ、あわ、きび、そばをブレンドした「五穀米」、また15種類の雑穀を混ぜた十五穀米などがあります。五分づきの玄米に五穀米をブレンドすれば、だいたい100パーセント玄米と同じぐらいのミネラル・ビタミンをとることができます。

血液をきれいにするのに最も大事なのはミネラルですから、その他の食材でもミネラル補給を心がけるようにしましょう。

なお、玄米のおいしい炊き方のポイントとして、洗米は白米のように研がずに水を流し込んで掻き回すだけにする、炊くときは1合に対して1グラムの塩を入れる、といった工夫があります。ぜひ試してみてください。

また、玄米の付け合わせとしておすすめなのは、ゴマ塩や梅干、たくあんなどです。ゴマはカルシウムを多く含み、血液を浄化します。漬物は、塩漬けして野菜を発酵させることで栄養やエネルギーが高くなり、塩分をからだの細胞や血液に無理なく浸透させます。梅干はクエン酸などの有機酸、ビタミン、ミネラルが豊富で、血液をサラサラにする作用があります。ただし、塩分を取りすぎないよう食べる量には注意しましょう。

いずれにしても、日本人が長年食べてきた日常食である、ご飯（玄米）にみそ汁、煮炊き野菜、豆類、漬物といったメニューは健康な食事の基本です。近年の日本は食の欧米化が急速に進んでいますが、「民族としての体質」はそう短期間に変わるものではありません。やはり日本人にとっては日本の伝統食にまさる健康食はないと思います。

健康食のキーワード「まごわやさしい」

「まごわやさしい」（孫はやさしい）って何のことか知っていますか？

実はこれ、「まめ、ごま、わかめ、やさい、さかな、しいたけ、いも」の最初の文字を並べたもの。積極的にとりたい食材を語呂合わせにした健康な食生活のキーワードなのです。

いずれも、伝統的な日本食で使われるすぐれた栄養素を備えた食材です。

まめ　大豆、あずき、黒豆などの豆類、豆腐、味噌、納豆など。とくに、「畑の肉」といわれる大豆には良質のタンパク質とミネラル（マグネシウムなど）が豊富に含まれています。

ごま　ゴマ、ナッツ類など。ミネラルを多く含み、活性酸素を抑える抗酸化食品です。

わかめ　ワカメやコンブ、モズク、ひじきなどの海藻類はミネラルの宝庫です。

やさい 各種ビタミン類がバランスよく含まれています。とくにニンジンに多いβカロテンはがんを予防し、免疫力を高める効果があります。野菜の摂取量は1日350グラムが目安。その3分の2は淡色野菜、3分の1は緑黄色野菜にするのが理想です。

さかな とくに、善玉コレステロールを増やすαリノレン酸が多く含まれた青魚や鮭などがおすすめ。

しいたけ キノコ類は食物繊維やβグルカン、ビタミンDなどの抗がん物質がいっぱい。

いも じゃがいも、さつまいもなど。食物繊維が豊富なので腸内環境を整えてくれます。

食事療法を成功させるためのコツ

動物性タンパク質や脂肪は血液を汚します。とくに、がんの人にはよくありません。でも、たとえば焼肉が好きで、やっぱりたまには食べたいという人もいます。そういう方に私は100％止めなさいとまではいいません。

ただし、肉を毎日食べていた人はせめて週1回ぐらいに減らしてください。その程度であれば我慢できると思います。それができるようになったら、2週間に1回、1カ月に1回……とだんだん遠ざけてみてはいかがでしょうか。それで最終的に食べなくても済むようになれば理想的です。

でも、「1カ月に1回は肉を食べないと気が狂います」とまでいう方もいます。それはもう仕方がないと思います。肉中心の食事を毎日継続するのがいけないわけで、たまに食べるのはそれほどの悪影響もないでしょう。そもそも、肉を我慢することがストレスになってしまっては元も子もありません。ストレスは免疫力を落としてしまいますから、逆効果になってしまいます。

たしかに肉はがんには悪いものですが、そのぶん他の食材を小魚や野菜、玄米食にして補えばいいのです。

ゲルソン療法はとても厳格な食事療法です。肉や油脂は絶対禁止です。完全に守れるのは仙人ぐらいのものでしょう。厳しすぎて

海藻、野菜、穀類、根菜、発酵食品は血液をきれいにする食品です。

●病気を発生させる食物

①甘い食物、甘い飲み物　②パン、白米、めん類　③インスタント、加工食品
④肉類、卵、牛乳　⑤ハマチ、マグロなどの大きい魚　⑥化学調味料
⑦アルコール、タバコ

※これらの「リン」の多い酸性食品で血液を汚し、免疫力が低下し、血管が詰まり、排泄が異常を起こし、あらゆる病気になります。

●食事の仕方

主食（ごはん）玄米（基本）・五穀米（白米はＮＧ）
副食（おかず）味噌汁（わかめ、豆腐、野菜、きのこ）
納豆・ヨーグルト・漬物（味噌漬、糠漬、天然の塩漬）
梅干、きんぴらごぼう、ごま塩（天然の塩）、大根おろし、山芋おろし、根菜、野菜、海藻（ひじき、わかめ、昆布など）、小魚、貝類、いか、たこ、うに、果物少々、豆乳

※白砂糖、食塩（Nacl）、化学調味料 ── これらは使用しないほうがよい
※油の使い過ぎに注意する
◎発酵食品や生野菜（生ジュース、大根、山芋おろし）は、酵素を多く含有しているのでたくさん食べる。
◎これらの食物は、血液を３カ月できれいにします。

は長続きしません。私はゲルソン療法を現代版にちょっと緩やかにアレンジした食事療法をおすすめしています。

ただし、カップラーメン類やファーストフードなどは絶対に避けてほしいと思います。いちばんよくないのは化学調味料です。血液を汚しますし、活性酸素を発生させる原因になります。調味料や防腐剤、合成着色料などは案外、盲点です。

塩は食塩ではなく、海水から直接つくられる天然塩を使いましょう。醤油は無添加の天然醸造醤油に変えてください。一般に販売されている速成醸造の醤油には、質の悪い大豆が使われていることも多く、こうした劣悪な品質を補うために、漂白剤、化学調味料、保存料、甘味料、着色料などいろいろな薬品を添加しています。

調味料は、多少値段が高くてもデパートの健康食品のコーナーなどで購入することをおすすめします。

波動還元水を毎日2〜3リットル飲む

「食」の次は「水」です。

がんの原因の一つが血液の汚れだということはお話ししました。血液ももちろん、人体の6割以上は水分からできています。私たちのからだをキレイにし、体調を整えてくれる鍵は「水」にあります。

そして、水はエネルギーや情報を媒介する物質であることがわかっています。病気は私たちのからだの臓器や器官などの波動が異常な周波数を発している状態です。私は、正しい波動エネルギーを還元水に転写した波動還元水（波動情報水）を飲用することで病気が治ると考えています。

そこで当院では、前述したように、からだの波動の状態をＬＷＡで確認した上で、それぞれの患者さんに合ったオリジナルの波動還元水（波動情報水）をつくって飲用してもらいます。飲む量は体重の5％を目安にします。だいたい1日に2～3リットルです。

そして、その情報を転写するベースとなる水は「ミネラルバランスがとれていて、エネルギーが高く、酸化しない水」――つまり波動還元水が適していると考えています。

波動還元水のメリットを以下にまとめました。

（1）活性酸素を消去することでがんおよび生活習慣病を予防・治療する
（2）還元作用があるのでからだにとって理想的
（3）病気を改善して健康を維持するには、毎日摂取する水レベルでの習慣改善が望ましい

（4）他の健康法に比べて医学的・理論的な体系に基づいている
（5）コストが安い。機械を購入すれば約10年はもち、ランニングコストは1日数十円
（6）誰でも飲むだけでよいので簡便
（7）健康な人も病気の人もできる

波動還元水をたくさん飲むことでやっかいな便秘も解消されることが少なくありません。便秘は体内に腐ったゴミが残っているような状態です。これが、がんおよび生活習慣病の原因にもなります。ですから、腸内環境を整えて毒素を排泄することがぜひ必要です。

もちろん、飲用水ばかりではなく、調理に使うのも水道水ではなく波動還元水にするようおすすめします。

洗腸で腸内環境と免疫を改善する

アルカリ性の野菜や海藻、根菜類などが中心の食事にして、還元水（pH8〜）を毎日飲めば、血液はきれいになります。でも、甘いもの、インスタント食品、アルコール、加工商品、動物性食品などを食べていると、腸のなかで酸化して酸性腐敗便になります。これが黒くて臭い便の正体です。

この酸性腐敗便は、インドール、ニトロソアミン、フェノールといった発がん物質や、硫化水素、スカトール、アンモニアなどの有害物質が大量に発生します。これらの有害物質が血液に入っていくと、肝臓がトラブルを起こして正常なはたらきができなくなります。ですから、発がん物質や有害物質をできるだけ早く腸のなかから排泄することが大切です。

その一つの方法が「腸内洗浄（洗腸）」です。

特殊な洗浄液を体温に近い温度のお湯で薄めて専用キットの洗腸袋に入れて、チューブの端を肛門に挿入し、洗浄液を腸に流し込みます。10分ほどその状態で洗浄液を腸内にためておき、それから排泄します。この液が腸内の便を排出します。

直腸に温水を注入することで、腸内に蓄積された便を取り除いて、有害な毒素が全身に再吸収されることを防ぎます。

洗腸によって腸内細菌を活性化して、腸内環境を整えることで免疫力を高めることもできます。腸内の便やガスが一気に排出することで大腸の動きもよくなります。大腸の動きがよくなれば血液循環がよくなり、全身の代謝も高まります。

病気の人は腸が汚れていますから、毎日でも洗腸をしたほうがいいでしょう。

医療用の洗浄用品で「エネマシリンジ」を購入すれば、家庭でも洗腸ができます。エネマシリンジは鼻洗浄にも使われるもので、薬局・薬店に行けば3800円くらいで販売しています。

便秘の人は「浣腸」で便を排出するのもよいでしょう。便秘の人の浣腸は保険診療で行うことができます。

浣腸と洗腸はどう違うのでしょうか？

浣腸は薬液を注入し、便秘でたまっていた便を排出すること自体が目的です。それに対して、洗腸は排便そのものよりも腸内の清掃や腸に刺激を与えてそのはたらきを活発にするのが狙いです。

臭くて黒い便をしていては、がんなどの病気は絶対に治りません。洗腸や浣腸で腸のメンテナンスを行い、腸内をいつもきれいにしておくことが健康への近道です。

なお、おならをよくする人も腸内に異常があります。腸内細菌が腐って異常発酵しているとガスを排出するからです。そういう方も定期的に洗腸することをおすすめします。

現在までに指摘されている洗腸療法の効果について以下にまとめて示しておきます。

（1）便秘を治して、善玉菌を増やして腸内バランスをよくする

（2）肝臓のはたらきを改善して、体調がよくなる

（3）肥満の人は、新陳代謝がよくなることでダイエット効果も期待できる

（4）血流、リンパ腺の流れがよくなり、美肌効果がある。皮膚病の改善も期待できる
（5）アトピー性皮膚炎やじんましんなどのアレルギー症状を改善する
（6）からだの毒素を排出し、慢性疲労や頭痛、肩こりなどをやわらげて体調を改善する
（7）生活習慣病の予防と改善に効果がある
（8）老化防止に役立つ可能性もある

フコイダンは製造過程が重要

前述したように、当院のがん治療は食事や水で血液をきれいにすることがまず基本。それによって、からだをがんと闘える状態に整えておき、そのうえでフコイダン療法を行います。

現在の西洋医学で行われているがん治療のさまざまなデメリットと比較すると、フコイダンのアドバンテージ（優位性）は一目瞭然です。

たとえば――。

（1）副作用の心配がない
（2）からだにメスを入れない

（3）正常細胞にダメージを与えない
（4）基本的に入院の必要がない
（5）通常のがん治療に比べて経済的な負担が少ない
（6）改善後の再発の危険性が少ない

などです。

必要な量のフコイダンを飲み続けるだけで、正常な細胞を傷つけることなくがん細胞だけをやっつけてくれるわけです。だからこそ、がん治療の「救世主」として期待されているのです。

ただし、フコイダン療法が効果を上げるためには良質なフコイダンを選ぶ必要があります。

フコイダンはモズクやメカブ、昆布などに含まれていますが、そのなかでも含有量が多いのはモズクです。

とくに、オキナワモズクにはフコイダンの含有量が多く、昆布の約5～8倍含まれているといわれます。しかも、昆布などに比べると繁殖が早いために価格も安いというメリットもあります。オキナワモズク同様に注目されているのが、トンガ王国産のモズクです。こちらもミネラル分を豊富に含む良質のフコイダンが含有されています。

では、フコイダンを摂取するにはモズクをたくさん食べればよいのでしょうか？

残念ながら、そう簡単な話ではありません。

まず、1キロのモズクからとれるフコイダンはわずか1グラムにすぎません。がんの治療のためにフコイダンを摂取しようとすると、スーパーなどで売っているモズク1パックが約90グラムですから、20パック以上とらなければなりません。

また、モズク自体を食べても肝心のフコイダンはほとんど消化吸収されずに、大部分は体外に排出されてしまいます。人間のからだには、モズクなどの海藻を分解する酵素が備わっていないからです。

でも、自然界のなかにはモズクなどの海藻類を栄養源として取り入れることのできる生物もいます。サザエやアワビなどの貝類です。サザエやアワビは海藻を分解する酵素をもっています。

そこで、サザエやアワビから取り出した酵素を使ってモズクを分解することで、フコイダンを効率よく抽出する方法がとられています。こうしてできたのがフコイダンのサプリメントです。

大切なのは、良質のフコイダンを適切な製造過程によっていちばんよい状態にすることです。とくに、がんなどの病気の改善を目的にするのであれば、やはりフコイダンを効率よく抽出した液状（エキス状）のサプリメントを飲用することが最も効果的でしょう。

低分子モズクエキス入りフコイダンは、トンガ王国産のモズクを使っており多くのフコイダンが含まれています。液体状のものを可能なかぎり濃縮している点でも評価しています。

低分子フコイダンだから全身のがんに到達

治療効果の高いフコイダンは、体内での吸収をよくするために特殊な技術によって低分子化を行っています。低分子モズクエキス入りフコイダンは、人間でも十分に有効成分を分解できるようにつくられています。ですから、お年寄りや、がんにかかって胃腸の弱った人でも十分な効果が期待できます。

現在、たくさんのフコイダンが商品化されています。その良し悪しを決めるポイントの一つが、フコイダンの「分子の大きさ」です。つまり、モズクエキスの吸収率を高めるための低分子化がどの程度行われているかです。なぜ低分子が良いのかは、波動測定にてがんに対して18～19のエネルギーの高い数値となっているからです。

食べたものや飲んだものが胃腸で吸収できる大きさの限界は分子量３０００～４０００

くらいです。それ以上の分子量のものはからだに吸収されずに排出されてしまいます。モズクから抽出されたフコイダンは一般に分子量20万ともいわれています。そんなに分子量が大きいと、からだは有効成分をあまり吸収できません。たくさんのフコイダンをとっても無駄になってしまうわけです。

たとえば、すばらしい成分の入った1万円のサプリメントがあったとします。でも分子量が大きいために全体の5％しか吸収できないとすると、値段にして５００円分しか体内に吸収できません。残りはすべて排出されてしまうのですから、あまりにももったいない話です。でも逆に、半分の成分しか入っていないサプリメントでも１００％吸収するのであれば10倍の効果が期待できます。

低分子モズクエキス入りフコイダンの分子量は５００以下で、１００％近い体内吸収率を実現しています。低分子化することで、フコイダンは小腸から吸収されて血液やリンパ液に乗って全身に届けられます。

低分子化を行うにはさまざまな技法があります。

たとえば紫外線も低分子化を促します。いりこを天日干しするとダシがよく出るのは紫外線で分子量が小さくなったからです。また、お酒は寝かすことで低分子化されます。

治療効果の高いフコイダン製品は特殊な製法によって低分子化を実現しています。この製法についてはメーカーが特許を取得しています。

前述したように、フコイダンの特徴的な作用は、アガリクスやメシマコブなど他の抗がん食品とは違って直接がん細胞にアポトーシスを起こすように働きかけることです。ですから、口腔がんや食道がん、胃がん、大腸がんなどのようにフコイダンを摂取することで直接触れる部位のがんにはもちろん有効ですが、低分子化によって吸収がよくなればフコイダンが全身のがん細胞にも直接到達することができますから、肺がん、肝臓がん、脳腫瘍、乳がんなどあらゆるがんに対しても効果を表わすのです。

ここは重要なポイントです。

フコイダンの効果増強にはアミノ酸が必要

もう一つ強調したいのは、当院で使用している低分子モズクエキス入りフコイダンには、９種類の「必須アミノ酸」がバランスよく配合されていることです。

実は、フコイダンの効果を増強するのがこの必須アミノ酸なのです。

アミノ酸というのはタンパク質の最小単位です。臓器や器官、骨、皮膚、ホルモン、血液、遺伝子など私たち人間のからだのすべてを構成している基本物質です。とくに人間のからだに必要なタンパク質をつくり出すアミノ酸は20種類あり、その20種類でからだの20%を構成するタンパク質をつくりあげます。その数はなんと10万種類。それらをつくる設計図がＤＮＡです。この20種類のアミノ酸は、９種類の必須アミノ酸と11種類の非必須アミノ酸に分けられます。

このうち非必須アミノ酸は人間のからだのなかで合成されますが、必須アミノ酸はからだでつくり出すことができません。ですから、必ず食物から摂取する必要があります。

その９種類のアミノ酸の名前は、バリン、ロイシン、イソロイシン、リジン、スレオニン、メチオニン、ヒスチジン、トリプトファン、フェニルアラニンです。これらはそれぞれ重要なはたらきをもち、しかも、この９種類がバランスよく取り込まれないと効果は得られません。８種類が十分にあっても、１種類が足りなければ効果は１種類分しか発揮されないのです。

必須アミノ酸がいかに大切かおわかりいただけると思います。フコイダンとアミノ酸のバランスが悪ければフコイダンはきちんとはたらいてくれません。海の栄養分を吸収して育ったモズクには、この必須アミノ酸が理想的なバランスで含まれています。

食事では不足するミネラルはサプリメントで

日本人はこの50年間にミネラル欠乏症になってしまいました。

厚生労働省が出している「国民栄養調査」に、日本人の摂取栄養素量の年次推移のデータがあります。ミネラルの代表として「鉄分」を取り上げると、1950年には1日1人あたり46ミリグラム摂取していたのが、2003年には8・1ミリグラムしかとっていません。50年で摂取量が6分の1にまで減ってしまったのです。

その原因は食べ物の7割が加工食品になっていることが挙げられます。ミネラルは自然の食材に含まれていますが、加工されるときに失われてしまいます。

それだけではありません。私たちが住んでいる日本の土壌自体のミネラル分も減っています。昔に比べると、化学肥料や農薬の使用などによって土のミネラルバランスが崩れ、日本の土地で育つ野菜や水のミネラル含有量も少なくなっているのです。

文部科学省の食品成分分析調査では、1950年から2000年の過去50年間における野菜の鉄分減少率のデータを出しています。それによると、ホウレン草では6分の1以下に、ニンジンは10分の1に、ダイコンは5分の1に、それぞれ減少していました。

つまり、少しぐらい野菜を多めにとってもミネラル不足は補えないような状況になっているのです。

ミネラルやビタミンは20年前の3分の1に減っていると指摘している学者もいます。つまり、玄米食などきちんとした日本古来の食事をとっていたとしても、昔の3分の1程度しか摂取できないということです。

そう考えると、ミネラルやビタミンもある程度サプリメントとして摂取する必要があると思います。

数ある栄養素のなかでも最も重要なのはミネラルです。

ミネラルは骨や歯、筋肉などをつくる成分としてポピュラーです。でも、それだけではなく、からだを正常に活動させるはたらきもあります。その機能をコントロールしているのはさまざまな「酵素」です。ミネラルはその酵素をつくるのに欠かせないのです。また、ミネラルがないとビタミンも体内ではたらくことができません。

そして、前述したように、ミネラルはがん細胞を退治するナチュラルキラー（NK）細胞のはたらきも活発にします。ある種のミネラルはほとんどのがんに効果があります。

とくに食事療法を行っても血液などの波動スコアが上がってこないような人に対しては、私は食事療法にプラスしてミネラルをサプリメントでとることをすすめています。

なお、サプリメントという言葉は一般に「栄養補助食品」を指します。基本的に、効能・効果は表示できないので食品に位置づけられています。アメリカには、一定の基準を満たした食品成分で効果が確認されているものについては、米国食品医薬局（ＦＤＡ）がお墨付きを与える「ダイエタリー・サプリメント教育法」という法律があります。この影響で、日本でも２００１年からはビタミンとミネラルについては効能・効果の表示ができるようになって「栄養機能食品」というジャンルができました。

厚生労働省の方針もあって、健康食品についてもこれからは科学的な根拠を求められる時代です。ミネラルなどのサプリメントはきちんとした根拠のある商品を選ぶことをおすすめします。

重症患者にはワクチンを併用

がんがリンパ節に転移してしまったケースでは、食事療法、水療法にフコイダン療法をプラスしても治癒が難しいこともあります。サプリメントだけではがんの進行にどうしても追いつかないからです。

そういう患者さんには、ワクチン（丸山ワクチン）療法を併用します。

当院では、ワクチン療法は重症度の高い患者さんを対象に行っています。その目安は、MRAの波動スコアで「がん」の項目が4以下の場合です。

ワクチンの効果・効能は次のようなものです。

まず、ワクチンにより免疫のはたらきを強化することで、間接的にがんの増殖、浸潤、転移を防いでいきます。ワクチンを注射すると、リンパ球や、からだのなかに侵入してきた異物を食べてしまうマクロファージという細胞、がん細胞を直接やっつけるナチュラルキラー細胞などが活性化します。すると、インターフェロンなどのさまざまな生理活性物質が分泌されて、がん細胞が自滅していきます。

がん細胞に対するワクチンの作用はもう一つあります。

ワクチンにはコラーゲンを増殖させる作用があります。コラーゲンという言葉は最近よく聞くと思いますが、アミノ酸からできていて皮膚や関節などを構成する物質で、体内の細胞同士をくっつける糊（のり）のような働きをしています。細胞と細胞の間の仕切りの役割も果たします。

ワクチンを注射すると、がん細胞のまわりに多量のコラーゲンがつくられて、がんを封じこめてしまいます。さらに、コラーゲンはがんの栄養補給路もブロックしてしまうので、がんの増殖や転移を阻止するのです。

ワクチンには4つの特徴があるとされています。それは次のようなものです。

（1）副作用がない
（2）延命効果が高い
（3）痛みや貧血などの自覚症状が取れる
（4）がん細胞が縮小・消失する、増殖が抑えられる

ワクチンの延命効果を示す次のようなデータもあります。

手術でがんを取りきれなかった胃がんの患者さん126名について、抗がん剤のみで治療したグループ（A群）と、抗がん剤にワクチンを併用したグループ（B群）に分けて生存率を調べました。治療を開始して50カ月の生存率を比べたところ、ワクチンを併用したB群は抗がん剤のみのA群よりも15・2％も高いという結果が得られました（図5）。

これはどういう意味かというと、抗がん剤にワクチンを併用すれば1000人あたり152人の割合で延命効果があるということです。

もしかしたら、「たかが15・2％」と思うかもしれません。でも、考えてみてください。これはワクチン療法単独での効果です。つまり、食事療法・水療法、腸のメンテナンス、フコイダン療法は一切行っていないにもかかわらず、15％以上の延命効果があるわけです。

図5

根治手術不能の胃がん患者の生存曲線

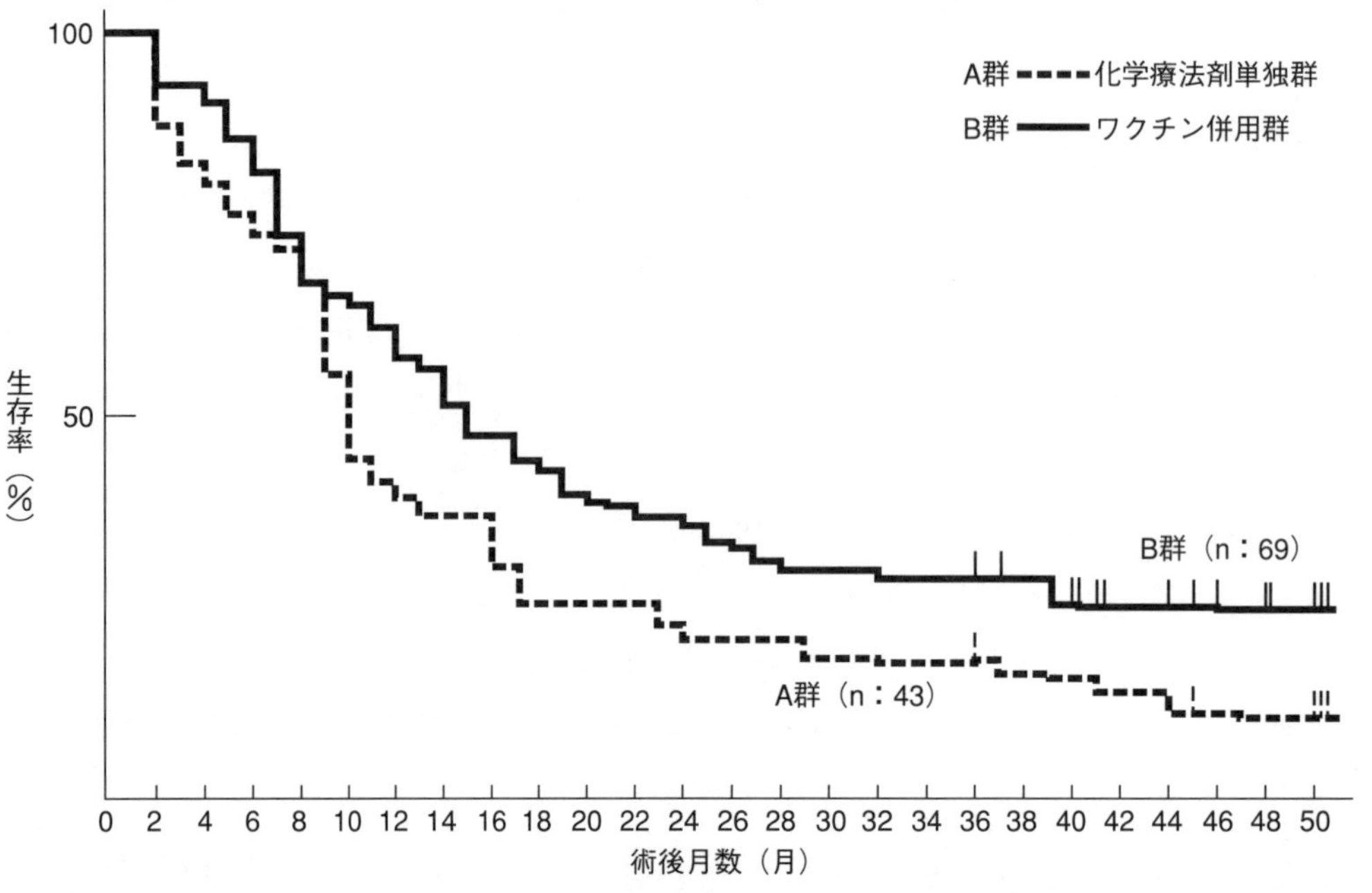

（「基礎と臨床」Vol.17 No1 Jan '83より）

それぞれの治療は単独では20％前後の有効率です。でも、これらを併用した四位一体療法で総合的なアプローチを行えば８割以上のがん患者さんを治癒に導くことができます。私はこれまでの実績からそういう感触を得ています。

遠赤外線を使った全身温熱療法

現在、温熱療法の最先端にあるのが、遠赤外線を使った全身温熱療法です。内部に敷き詰め当医院で使用してます温熱装置は、全てにおいて手作りの特注品です。

られている炭はもちろん、電球に使われている電線は、天然物の植物性セルロースを特殊な方法で焼いたコイルを使用しています。電球からは、炭素の光が出ており、熱＋炭素の光で温度は１０２２度あります。

炭素は、遠赤外線を放射するといわれ、人体に当たると身体表面の温度が上昇すると同時に、内部に温度が伝わり身体のしんが温まります。人の細胞は、43度以上に温度が上がると急速に死んでしまうことがわかっています。

そこで、温熱療法はこの原理を利用して、「がん細胞」の温度を上昇させて、がんを死滅させてしまおうと考案された治療法です。42・5度以上になると「がん細胞」は死んでいきます。しかし、「がん細胞」の周囲にある正常な細胞も死んでいくのではないかと危惧される方も多いと思います。どうして、正常な細胞は死なないのでしょうか。じつは、正常組織では「がん組織」と同じように温められても、血管を拡張して血液がいっぱい流れることによって、血液が車のラジエーターのような働きをして熱を運び去ります。ところが、「がん組織」の中にある血管は温められても拡張することができないので、ラジエーターの壊れた車のようにオーバーヒートを起こしてしまうので、「がん細胞」だけが温められ死んでいきます。

　しかし、「がん細胞」もただ黙って死んでいくわけではありません。当然、熱による障害を軽くしようとする機能が備わっていま

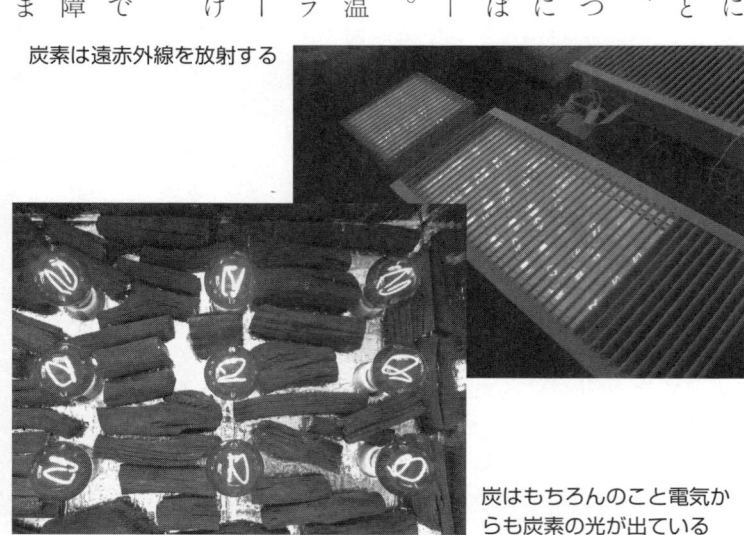

炭素は遠赤外線を放射する

炭はもちろんのこと電気からも炭素の光が出ている

す。温められてタンパク質が変性すると、熱ショックタンパク70（Heat Shock Protein 70：HSP70）と呼ばれるタンパク質を生産して、熱による攻撃に立ち向かう態勢をつくり、傷ついた細胞を修復していきます。

「がん細胞」を集中的に42・5度以上に温めることは容易ではありませんが、炭素温熱を行うことにより次のような効果が期待できます。

①がん細胞のタンパク質は、正常細胞より熱に弱く、正常細胞は42度で温めてもダメージを受けませんから、がん細胞は死滅していきます。

②がん組織は相対的に見て血管が少なく血流も少ない。体温を上昇させた場合、がん細胞にはたくさんの酸素が必要であるにもかかわらず、十分に供給されなくなるので酸欠状態になり死滅します。

③加熱によって神経系からエンドルフィンというモルヒネに似た物質が分泌され、免疫力を高めると考えられます。

そこで、温熱によって免疫系の動きが活発になり、自己治癒力が強化されてがん細胞を攻撃するようになるといわれています。また、がん患者に限らず炭素温熱に当たることにより、血液の循環がよくなります。冷えは「万病の元」といいますから、当然、病気の予防になります。発熱による浄血効果も期待できます。

たとえば、アレルギー疾患の人は体温が低い人が多く、体内の酵素活性が低いと考えられます。同時に普段の食事の状態が、アルカリ性と酸性とのバランスが崩れていることも大きな要因です。また、食事をした物が未消化のまま血液に入り、それが、免疫系の細胞の攻撃を受けます。ヒスタミンなどが多量に放出され、それが、湿疹などになっていきます。

体温が上がることによって、身体の酵素活性が高まれば、代謝機能（基礎代謝・新陳代謝など）が上がります。そして、本来、人間が持っている自然治癒力（免疫力・生体恒常性など）が向上します。炭素温熱で身体が温められると、普段の汗ではあまり出てこないニッケルやカドミウムなどの重金属、そしてダイオキシン類などがいっしょに排泄されます。これは、普段の汗が主に汗腺から出るのに対して、炭素（遠赤外線）で温めると皮脂腺からも汗が出るからです。

ダイオキシン類が脂肪に溶けやすいという性質を持っていると考えれば皮脂腺から出てくる汗の中にダイオキシン類が混ざって出てくるということはうなずけます。

精神的ケアのためのカウンセリングを重視

最後に、もう一つ大切なことをお話ししましょう。

当院ではがん患者さんに対して、四位一体療法ばかりではなく、精神的なケアを行うカウンセリングも重視しています。その理由はこういうことです。

私たちが暮らす現代日本には、がんを誘発する要因が数多く存在しています。これまでにも言及してきましたが、私たちの身の回りの生活環境は、タバコの煙や紫外線、放射線、ある種のウイルス、食品添加物、農薬などたくさんの発がん物質やがん促進物質であふれています。

こうした危険な環境に加えて、さらに私たちにとって大きながんの原因になっているものがあります。それは心身にかかる強い「ストレス」です。

ストレスには、仕事などによる過労や心労、生活や人間関係への不安、家庭の問題、薬の長期服用など心理的・物理的にさまざまなものがあります。

とくに精神的なストレスがいつもかかっているような緊張状態にあると、私たちのからだは自律神経の機能が乱れ、呼吸や体温、血圧などの調節がうまくいかなくなります。その結果、白血球など免疫の力にも悪影響を与えて、がんになりやすくなってしまうのです。

ストレスが「免疫」のパワーを落としてしまうことはもはや証明済みです。そのメカニズムとして次のようなことが考えられています。

（1）ストレスは胸腺を萎縮させ、免疫細胞の成熟を妨害する。
（2）ストレスが脳の視床下部という部分を刺激し、副腎にシグナルが送られ、ステロイドホルモン（別名ストレスホルモン）が大量に分泌される。ステロイドホルモンは緊張状態やショックを和らげる一方で免疫細胞を破壊する。
（3）ストレスはからだの免疫反応全体を抑制する。

こうして、ストレスはからだのさまざまな部分に作用して、免疫細胞のパワーを低下させてしまいます。

がんと神経系の関連を調べる「精神腫瘍学」という領域があります。その一つの研究で、がん患者さんの発病までの経緯を調べたところ、全体の70％の人に過去数年にわたる精神的ストレス、過労、悩み、薬の常用があったそうです。

これはまさに昔からいわれてきた「病は気から」を証明するような話です。

最近、がんに対する「笑い」の効用や、がん闘病者に登山などをしてもらい自然治癒力を増強させる「生きがい療法」の効果もクローズアップされています。これも精神の状態と免疫の関係を物語る重要な証拠です。

実際に、生きがい療法で知られる伊丹仁朗医師が行った「笑いと免疫」の関係を示す有名な実験があります。

19名のボランティアに、吉本興業の「グランド花月」で漫才や落語、吉本新喜劇を見てもらい、笑う前と後に血液検査をして、がん細胞をやっつけるナチュラルキラー（NK）細胞の活性を測定しました。すると、19名中14名が笑った後でNK細胞が増えており、そのはたらきが活発になっていました。

長年がん患者さんを診療していて思うのですが、前向きに生きている人のほうが確実に免疫力は高いのです。病気の人はどうしてもネガティブになります。がん患者さんともなれば、悲観的に考えるようになってしまう人がほとんどです。ましてや手術で切除したにもかかわらず再発してしまった場合などそのストレスは計り知れないほど大きいでしょう。

でも、ストレスがあると自律神経のバランスが失われて、交感神経優位に強く傾いてしまいます。すると免疫が下がります。これではがんはなかなか治りません。副交感神経を優位にして血液の循環をよくすれば、免疫力が上がります。「笑い」ももちろんその一つの方法です。

私は、がん患者さんへのカンウンセリングで、とにかくストレスをためないようにお話しします。悲しみ、怒り、愚痴、泣き言、悪口、文句といったネガティブな思いはすべて捨てる必要があります。もちろん、もともとの性格や考え方はなかなか変えられません。

要は、リラックスした状態になれる方法をそれぞれの患者さんが見つけ出すことが大切です。好きな映画を見に行く、美しい風景を見て心を落ち着かせる、山登りが好きなら体力とも相談して登山にでも出かける……。日常的に散歩、半身浴、岩盤浴などをすることもおすすめです。どんなことでもいいのです。生理学的には、深呼吸をするだけでも副交感神経が優位になるといわれています。

私の実践している四位一体療法でもおそらく効果は8割が限界でしょう。あとの2割はその人の考え方や精神的な状態によって大きく左右されます。

当院で波動検査を行っていることはすでにお話ししました。もちろん、波動測定はからだの状態を総合的に判断したり、サプリメントなどの効果を評価したりする目的で導入しています。しかし、それだけではありません。

波動スコア測定表を挟んで、患者さんと医師があれこれお話しすること自体もカウンセリング的な役割を果たしていると考えています。

「ああ、この数値はだいぶ改善しましたね」

「食事に気をつけてみたからでしょうか?」

「そうですよ。よく頑張りましたね。この調子で続けてみましょう」

自分の努力の結果が数値に反映されることとともに、こうした会話を交わすことで患者さんの闘病意欲が高まり、ストレスも癒されているのではないかと私はひそかに自負しています。

がんを防ぐための12カ条

当たり前のことですが、がんは予防するに越したことはありません。でも、これは口でいうほど簡単なことではありません。私たちは誰もががん遺伝子をもっており、発がん物質などの影響でがん細胞がいつ生まれてもおかしくはない状況にあるからです。

ただ、がんを完全に防ぐことは無理だとしても、ある程度がんにかからないようにすることは可能です。

日常生活のなかで「できるだけがんの原因を避けよう」という趣旨で、１９７８年に国立がんセンターが「がんを防ぐための12カ条」を提唱しました（図６）。

この内容は、厚生労働省が１９９６年に発表した生活習慣病予防のための食生活とほとんど重なります。つまり、糖尿病や循環器疾患を予防するためのライフスタイルは、がんを予防するためにも役立つのです。がんが究極の生活習慣病であることがよくおわかりいただけると思います。

この12カ条はとりたてて特別なことではありません。日常生活のなかで少しだけ意識すれば誰もが簡単に取り組めることばかりです。

しかし、この12カ条は統計や実験データなどしっかりした科学的根拠に基づいています。これらを積極的に実行すれば、がんの約60％（禁煙で30％、食生活の注意などでさらに30％）を防ぐことができると専門家たちは考えています。

図6　**がんを防ぐための12ヵ条**

1. バランスのとれた栄養をとる
2. 毎日、変化のある食生活を
3. 食べすぎをさけ、脂肪はひかえめに
4. お酒はほどほどに
5. たばこは吸わないように
6. 食べものから適量のビタミンと繊維質のものを多くとる
7. 塩辛いものは少なめに、あまり熱いものはさましてから
8. 焦げた部分はさける
9. かびの生えたものに注意
10. 日光に当たりすぎない
11. 適度にスポーツをする
12. 体を清潔に

（1978年国立がんセンター）

PART 7

代替医療でがんと闘い、勝利を収めた患者たち

CASE 1

肺がん

N・Nさん
47歳／男性
愛知県在住

悪性肺がんで余命3カ月と診断されるが四位一体療法ですでに2年近く延命

病歴

平成17年10月半ばに、他院にて肺がんが発見されました。発見時には、腫瘍が大動脈の周囲に直接浸潤しており、すでに手術はできない状態でした。他の西洋医学的な治療法でも完治は無理だということで、主治医には余命3カ月と告げられたそうです。

抗がん剤治療を受けていましたが、気休めにすぎないことは本人も知っていました。吐き気などの副作用が苦痛であり、できれば化学療法はもう中止したいとの希望をもっていました。もはや手の施しようがなく半ば見放されており、知人の紹介で当院を受診しました。本人は「一か八か」という思いで当院での治療に賭けようと考えていたようです。

初診時

▼平成17年11月10日初診

当院を受診したのは、がんが発見され、余命3カ月と診断されてからすでに約1カ月が経過した頃でした。初診時の「がん」の波動スコアは4～3でした。主治医の見立てとも一致します。まさしく末期がんの状態で一刻の猶予もないという段階でした。

治療内容

安藤式四位一体療法をすすめました。

まず、食事療法を指導した上で、波動水による水療法に低分子フコイダン療法を併用しました。波動水の1日の飲用量は2リットル、低分子フコイダンの1日の飲用量は280ccです。

さらに、すでに末期で余命3カ月ですから、これだけでは間に合わないと考えてワクチンもすすめました。ただ、この方は名古屋に住んでいるのでワクチンを打つために北九州まで通院するのはとても無理です。そこで、ワクチン治療を行っている名古屋の施設をご紹介しました。そちらで、週3回のワクチン療法を受けてもらうようにしました。

経過

▼平成17年12月19日

「がん」の波動スコアは5に上がっていました。西洋医学的な常識であれば、余命3カ月ですからもうここまで来ればがんが進行して日に日に衰弱していくというのが普通です。ところが、波動の数値が1つ上がっていた。N・Nさんはこれに少し安心されて、前向きに考えるようになりました。

なんとか、スコアを6ぐらいまで持っていければということで、食事の注意もきちんと守っていただき、波動水も続けてほしいとアドバイスしました。

▼平成18年1月27日

波動検査を行ったところ数値は6になっていました。最初に比べると2段階上がっています。ここまで来ればもはや危機は脱したと考えられました。私の経験では、「がん」の数値が6以上で亡くなられた方はいません。私自身も「これでいける！」と好感触を得たわけです。ところが、そこから先がなかなか思ったように好転しないのです。

▼平成18年3月10日

波動の数値が5に下がっており、胸水が少し溜まっていました。順調に良くなっていくものとばかり思っていたので、私としても納得できません。「ワクチンはちゃんと打っていますか？」と聞くと「やっている」との返答。

CTなどで見ると、たしかに腫瘍自体は大きくはなっていません。でも、あまり小さくもなっていないのです。ただ、完全に進行は止まっているので心配はないのですが。

N・Nさんは名古屋在住でなかなか受診できません。「悪くなったら来てください」といってあったのですが、その後しばらく連絡がなかったので、どうしているだろうと気にはなっていました。

▼平成19年3月20日

この日、私は講演で名古屋へ行く機会がありました。そのときにN・Nさんにお目にかかることができました。とてもお元気でした。顔色がものすごくよかった。がんの患者さんの顔色ではないのです。友人にも「あんた、本当にがんなの?」と聞かれるそうです。がんの進行は完全に止まっています。ただ、腫瘍自体はまだ小さくはなっていません。しかし、余命3カ月といわれたのに2年近く延命しているわけで、N・Nさんは非常に満足されていました。

コメント

患者さんは満足されているものの、私自身は「なぜ、がんが小さくならないのだろう」と不思議に思っていました。こうした経験は初めてのことでした。通常、肺がんであれば、四位一体療法を2年も続ければ腫瘍は消えるはずなのです。

実は、これはあとで聞いたことなのですが、N・Nさんの肺がんは何万人に1人という非常に珍しいタイプのものでした。肺がんは大きく、扁平上皮がん、小細胞がん、大細胞がん、腺がんの4種類に分けられますが、そのどの病理組織(組織型)とも違っていて悪性度の高い肺がんでした。

以前の主治医の先生もそのタイプの肺がんを診たのは生まれて初めてのことだったそう

です。そのため、西洋医学的にはもうお手上げの状態だったわけです。

当院での治療でがんの進行を止めることはできました。悪性度の高い肺がんをここまで抑えたわけだから御の字かなとも思ったのですが、一方では、お引き受けしたかぎりはもう少しなんとかお手伝いできないかという思いもあるわけです。そこで、お会いしたときに、「ワクチンを週4、5回に増やしてみたらどうでしょうか」とアドバイスしました。

ただ、ご本人はもうすっかり安心しておられて、「もうここまで来れば死ぬときは死ぬときや」と腹をくくっているようです。その後の報告はありませんが、おそらく良い状態をキープされているのだろうと思います。

CASE 2

肝臓がん

Y・Kさん
66歳／男性
大阪府在住

西洋医学的治療を完全拒否して受診 代替医療で約半年後に肝臓がん消失

病歴

大阪の病院で、肝臓に3・5センチのがんが発見されました。主治医には手術をすすめられたそうです。しかし、本人は最初から西洋医学に否定的でした。「がんを切除すればなんとかなる」という主治医のすすめを完全拒否し、自ら代替医療について徹底的に調べたそうです。とてもインテリジェンスの高い方です。文献や書籍などにいろいろ当たった結果、手術しても再発する可能性は高いことを知ったのでしょう。
そして、あるとき「フコイダンでがんを治療している病院が北九州にある」ことをインターネットで突き止め、当院を受診しました。

初診時

▼平成17年8月22日初診

波動検査で「がん」の数値が6でした。転移もしていませんし、すでにこの時点で私は「これは絶対に助かるな」と確信しました。

治療内容

最初は、食事療法、波動水（1日の飲用量は2リットル）、低分子フコイダン療法を行うことにしました。この方は、フコイダンを中心とした代替医療を受けることを自ら決断されているわけですからはじめから納得づくです。私の治療方針はすべてその場で受け入れてくださいました。
本人が「なるべく早く治したい」という希望があったので低分子フコイダンの1日の飲用量は300ccとしました。これを朝昼晩と4、5回に分けて飲むように指導しました。

経 過

▼平成17年9月27日

初診から約1カ月後の波動検査では「がん」の数値が6です。変化ありません。1〜2カ月で数値が上がる人もいますが、これは体質などによってそれぞれです。ただ、Y・Kさんは「がん」の数値は変わっていませんが、「血液」や「免疫」などの項目の数値は1カ月で好転していました。もともと血液の汚れや免疫力の低下はそれほどなかったわけですが、「血液」は最初が9だったのが10に、「免疫」は最初10だったのが11に、それぞれ上がっています。食事療法、水療法などの効果はすでに出ているわけです。血液と免疫の状態が良くなっている。つまり、がんと闘う準備はすでに整っていると考えられました。

▼平成17年10月28日

「がん」の波動数値は変わらず6のままです。しかし、「免疫」は11から12にさらに上昇し、血液は10から一気に12と2段階アップしました。もうこれで二重丸です。本人は「がん」が上がってこないのを少し気にかけていたようですが、「心配しなくてもいけますよ」と太鼓判を押しました。ただ、ここでもう一押しという意味で、この段階で丸山ワクチンをすすめました。以降、週3回のワクチン療法を継続しました。

▼平成17年12月15日

案の定、「がん」の波動が7に上がっていました。私のいったとおりだということで非常に安心されたようです。この時点で私は、いずれ腫瘍は消えるだろうと思いました。

▼平成18年1月20日

「がん」の数値はついに正常の8になりました。8になれば、まだ腫瘍自体は少しは残っているかもしれませんが、安全圏に入ったと考えられます。Y・Kさんに「腫瘍の大きさはおそらく半分以下になっていると思います。まあ、そのうち地元の病院で超音波エコー検査を受けてみてください」とすすめました。私としても治療効果があったというとの証拠は見ておいてほしいので。ところが、Y・Kさんは「いや、いつか……」と躊躇されるのです。理由を聞くと「手術をすすめられるから」だと。

▼平成18年3月23日

波動検査で「がん」は9に。これはほぼ腫瘍が消失していると考えられたので、「証拠をつかみたいので、ぜひエコーを受けてください」と強硬にすすめました。

▼平成18年5月26日

「がん」の波動スコアは9のままですが、その2週間ほど前にY・Kさんはようやくエコー検査を受けたそうです。その結果、「何も映っていなかった」と。

つまり、少なくともこの時点で腫瘍は完全に消失していたのでしょう。おそらく治療を始めてから約半年ぐらいの段階でエコー検査を行っても、がんは消えていたのではないかと考えています。

コメント

私は、波動検査の「がん」の数値が9あるいは10になれば「腫瘍は消失している」と考えています。Y・Kさんの場合もまさにそうでした。その証拠をぜひ患者さんに確認してほしいので必ず検査を受けるようすすめるのですが、躊躇される方が少なくありません。おそらく、「もし腫瘍の大きさが変わっていなかったら」という不安もあるのかもしれませんが、それ以上に西洋医学的な治療への不信が根底にあるのではないかと思います。

Y・Kさんはその後も3カ月に1回くらいは受診されます。慎重な方で、「半年に一度くらいは来てください」というと、3カ月に一度いらっしゃるのです。再発の不安もあるからだと思いますが、波動検査でチェックするのが半ば習慣化しているのかもしれません。

現在、「がん」の波動は8と9を前後している状態です。仕事を再開して生活環境が変わったりストレスが加わったりしますから、多少の変動はあると思います。それでも、8以下になることはなく落ち着いていますし、画像上もがんは消えているわけですから、もう心配ないと思います。

CASE 3

前立腺がん

E・Mさん
74歳／男性
福岡県在住

三位一体療法を続けて4カ月で波動スコアが4から8へ改善

病歴

平成17年8月頃に、他院にて前立腺がんと診断され、全摘出手術をすすめられました。しかし、友人などから「全摘出するとあとが大変だ。膀胱も切除するのでおしっこの切れが悪くなり不自由になる」と聞いて手術を拒否しました。たしかに後遺症のリスクは少なくありません。前立腺がんの術後に排尿障害が残ることがあるし、神経症になる人もいます。悪くすると人工肛門になってしまうケースさえあります。

本人は「なんとか切らずに済む方法はないか」といろいろ調べたようで、フコイダン療法について書いた私の著書を読んで来院しました。

初診時

▼平成17年10月11日初診

「がん」の波動スコアは4でした。かなり状態は悪いです。西洋医学的な治療では間違いなく手術をすすめられるでしょう。

治療内容

この方はもともと低分子フコダイン療法のみの受療を希望して来院されたのですが、私はそれだけでは追いつかないと判断し、四位一体療法をすすめました。ところが、「高齢で水はあまりたくさん飲めない」ということで本人は波動水による治療は拒否されました。無理強いをするつもりは全くありませんから、「状態が悪くなったら飲んでいただくかもしれません」ということをお話しして了解しました。ただし、食事療法、低分子フコダイン療法、ワクチン療法の三位一体療法でやろうとすすめ、フコイダンの1日飲用量は300cc、ワクチンを週2回のペースで行うこととしました。

経過

▼平成17年11月11日

ちょうど1カ月後の段階で、早くも「がん」の波動検査は5に上がりました。その方の体力にもよりますが、おそらく最初からワクチン療法を併用したために効果が早く現われたのではないかと考えられました。

▼平成17年12月13日

「がん」の数値は6に上がりました。本人も安心されたようです。

▼平成18年1月6日

「がん」の波動スコアはまた1つ上がって7です。これでもうほぼ正常になっています。フコイダンの1日飲用量は半分の150㏄に減量しました。E・Mさんは非常に喜んでおられました。治療意欲も大いに上がり、やる気満々です。

▼平成18年2月3日

さらに1カ月後でスコアは8です。完全に正常になりました。ここまで初診からわずか4カ月。まさに、とんとん拍子です。低分子フコイダン療法はここで中止しました。

この段階で「がんは消えているかもしれませんから、他の病院へCTなどの検査を受けに行ってください」とすすめました。ところが、この方もやはり拒否するのです。ときどき腫瘍マーカーの検査に行っていたようなのですが、「行くたびに手術をすすめられるのでもう検査には行きたくない」と。

▼平成19年6月5日

この日が直近の受診です。週2回のワクチン療法にはずっと継続して通院しています。「がん」の波動検査は最高が8で、そのままの状態で推移しています。

E・Mさんもやはり友人に「本当にがんなのか?」と聞かれるそうです。なにしろ体重が5キロも増えたというのです。がんの患者さんが太るということは西洋医学的な常識では考えられませんから。非常に順調に経過しています。なによりも、食欲はあるし体重は増えているし、すこぶる体調もいい。自分のからだの状態は患者さん自身がいちばんよくわかるのでしょう。

コメント

水治療ができないことに若干の不安を感じていましたが、低分子フコイダンやワクチンの効果がかなり出て、非常に短期間でがんが改善しました。がんが消えたのを画像で確認できていないのが残念ですが。

それにしても、西洋医学に対して不信感を抱いている人がいかに多いのかを実感します。この方も「検査に行ったら、切らなければ死ぬぞといわれるから」と拒否するのです。そこまで脅されたら行きたくなくなるのも無理はありません。

現在はワクチン療法だけを続けています。基本的に「がん」の波動数値が8か9になった時点で、低分子フコイダンは完全に切ります。ただし、再発予防のために低分子フコイダンを少しでも飲み続けたいという方もいらっしゃいます。そのへんは経済的な負担なども考慮し、患者さんとの相談の上で決めていきます。

この方の場合は無職で年金生活者であるため、なるべく金銭的な負担がかからないように考えてあげなければなりません。そういった社会・経済的なＱＯＬ（クオリティ・オブ・ライフ）まで考慮することもわれわれ医師の大切な務めです。

CASE 4

肺がん

T・Kさん
61歳／男性
長崎県在住

手術不能の肺がんに代替医療で挑む 10カ月後にCT上で腫瘍消失を確認

病歴

肺がんで、組織型は小細胞がんです。小細胞がんは喫煙者や以前喫煙していた方がかかることの多い肺がんです。咳が長く続く、呼吸時のゼイゼイ音、息切れ、声がかれる、胸痛、咳をして血を吐き出すといった症状があります。

この方の場合も、発見のきっかけになった症状は声がれでした。これは医学用語で嗄声《させい》といいます。

平成16年の9月頃から声がかすれ始めたそうです。近所の内科医院を受診したところ、風邪だろうということで抗生物質と風邪薬を処方されました。しかし、症状が一向に良くならないので11月22日に大きな病院に行きました。そこでCT検査を行い肺がんと診断されたわけです。症状が出てから1カ月半も経っていました。その時点ですでに右肺が真っ白だったそうです。全体的にがんが浸潤して、もはや手術もできない状態でした。主治医からは「もう抗がん剤治療しか方法がない」といわれたそうです。

しかし、この方も抗がん剤には「百害あって一利なし」ということがわかっていたようですし、いろいろ調べたのでしょう。「がんがそこまで浸潤した状態で摘出不可能なら完治は見込めないし、抗がん剤の副作用に苦しみながらいたずらに延命されるのは納得がいかない」と化学療法を全面的に拒否しました。そして、むしろ代替医療のほうが期待できると考え、知人の紹介で当院を受診しました。

初診時

▼平成16年12月1日初診

「がん」の波動検査では数値が4でした。がんが組織に浸潤していますから当然かなり状態は悪いです。余命3～4カ月というところでしょう。「西洋医学では治療不能な状態なので代替医療でできる限りのことをしてください」と強く訴えられました。

治療内容

当然、かなり進行していましたから四位一体療法をすすめました。水療法1日2リットル、ワクチンは週2回です。低分子フコイダンは患者さんの自己判断で1日飲用量500ccから始めました。それだけ飲んでも吸収される量は限られているので勿体ないと説明したのですが、「お金の問題じゃない。私は早く助かりたい。悪いものではないのだから500cc飲みます」と希望されました。

経過

▼平成17年1月7日

「体調がよくなった」と本人。免疫が活性化し、がんと闘う準備が整ったので可能性が出てきました。

▼平成17年4月19日

週2回のワクチン注射には欠かさず通っていましたが、仕事が忙しい方なので波動検査はなかなかできませんでした。この時点で治療を始めてから4カ月半ほど経過していたわけですが、久しぶりに波動検査を行ったところ、「がん」の数値が4から一気に7へと改善していました。検査には来なかったものの、自宅でしっかりと治療していたのでしょう。「これならもう大丈夫」と話すと本人も安心されたようです。低分子フコイダンは半分の250ccに減量しました。

▼平成17年7月1日

この日、ワクチンを打ちに来たので少し診察をしました。そのときに私は治るという確信をもちました。嗄声がなくなっていたからです。聞いてみると、「1週間ほど前から声のかすれがなくなった」とのこと。この時点で腫瘍はだいぶ小さくなっていたと思います。というのは、嗄声は肺がんや喉頭がんに特有の症状で、腫瘍が進展して声帯につながる神経を圧迫することで起こります。声がれがなくなったということは腫瘍が小さくなったことを意味しています。当院での治療を始めてちょうど7カ月後です。

▼平成17年10月4日

「がん」の波動数値が8に上がっていました。これはもはや正常な値です。この時点で低分子フコイダンは止めました。一度CTを撮ってもらうようすすめましたが、多忙なこともあり、「波動の数値が8になったからもういいです」と先延ばしにしていました。

▼平成18年1月16日

この日の受診で、平成17年10月21日に以前通っていた病院でCT検査を受けたと報告がありました。主治医は画像を見て「腫瘍がどこにあるのかわからない」といったそうです。でも、「消えた」とは最後までいわなかったそうです。見当たらないのだから消失したということです。プライドがあるので、おそらく代替医療の効果を認めたくなかったのでしょう。

コメント

T・Kさんは、手術不能の末期肺がんだったにもかかわらず、四位一体療法を始めてわずか10カ月でがん完全消失に至りました。私の見たところ、おそらくがん細胞はもうゼロになっているでしょう。というのは、体重が7キロも増えたのです。本人によると、太ったのではなく、元の体重に戻ったそうです。がん患者さんの食欲が出て体重が増えるのは治っている証拠です。

現在もなお再発がないので、ワクチンは打ち切って低分子フコイダンと波動水の維持療法に切り換えるつもりでしたが、約2年経過したいまも本人の希望でワクチン療法を月に2回ほど続けています。この方は独身で80歳になるお母さんと暮らしていて「自分が先に死ぬわけにはいかない」ということで、念には念を入れて再発予防のためのワクチン療法を一生続けていこうと考えているそうです。

CASE 5

すい臓がん

M・Sさん
76歳／男性
福岡県在住

四位一体療法で1年以上延命したもののがんの進行の早さには追いつけなかった

病歴

平成17年4月頃に、背中や腰の痛みを自覚するようになりました。大手の病院を受診したところ、すい臓がんと診断。余命2～3カ月と告知されました。すい臓がんは、がんのなかでも最も難治です。発見された時点ですでに末期になっているケースが少なくありません。

たまたまM・Sさんの長男が私の書籍を購入したそうで、私の代替医療の考え方を気に入っていただき、インターネットで調べて受診しました。

初診時

▼平成17年5月19日初診

診察したところ、顔色がかなり悪く全身状態も衰弱していました。波動検査では「がん」が3でした。このままでは余命2〜3カ月どころか1〜2カ月だろうと判断しました。私は長男に「当院の代替医療でも、ここまで進行していては残念ながら助けることはできないかもしれません」と告げました。この患者さんは県会議員を務めている方で、長男も他の家族も「父は社会的に地位のある人だから何とかしてほしい」といわれました。私も根負けし、「やるだけのことはやりましょう」とお話ししました。厳しいことは双方とも承知の上です。まさに一か八かの賭けでした。

治療内容

低分子フコイダン1日400cc、水療法1日2リットル、ワクチン週1回、食事療法の四位一体療法を開始しました。

経過

▼平成17年5月27日

2回目の受診は初診から1週間後でしたが、すでに顔色もよくなっており、だいぶ気力も出てきたように見受けられました。

▼平成17年9月28日

以前と同じように元気になり、本人は「もう治ったような気がする」と治療に前向きになっていました。告知から4カ月が経過していました。

▼平成17年11月12日

体調もかなり改善してきたので、低分子フコイダンを1日300cc に減量しました。

▼平成18年3月24日

とくに悪化はなく、低分子フコイダンを200cc に。告知からまもなく1年が経とうとしていました。このまま好転してくれればと願いましたが、残念ながらこの頃を最後に状態は悪化していきました。

▼平成18年4月27日

体調が相当悪いということで受診。腹水がたまって腹部がはれ上がっており、がん性腹膜炎を起こしていました。その後、大手病院に入院しました。腹水を抜く処置を行いましたが、体力が徐々に衰えていき、平成18年5月中旬に家族から「亡くなられた」と報告がありました。

コメント

余命2～3カ月と告知されていたにもかかわらず、四位一体療法を行うことで告知から1年と1カ月ほど延命できました。これは西洋医学では考えられないことだと思います。家族にも「これだけ延命したのは四位一体療法のおかげです」と感謝していただきました。しかし、残念ながら治療を始めるのが遅すぎました。手遅れとわかってはいても、お引き受けした以上は完治までお手伝いしたかったというのが本音です。

私の経験からしても、すい臓がんはきわめて厳しいがんの一つです。5年生存率は4～5%といわれています。

M・Sさんの初診時の「がん」の波動数値が3でした。一般に、末期がんでも4というケースが多いのです。3というのは私がこれまで診たなかで最も悪い数値です。数値が1とか2になると生体エネルギーがほとんどない状態です。これはもはや死人でしょう。

この方は四位一体療法によって一時5まで数値が上がりました。でも、それ以上はどうやっても改善しませんでした。6まで行けば助かる可能性が強くなるのですが、そこまで上がりきらなかった。食事療法や水療法で血液や免疫の状態を持ち上げるのに最低でも3カ月ぐらいかかります。しかし、進行が早すぎて四位一体療法でも追いつかなかったのです。

すい臓がんなど難治で進行の早いがんをどう治療できるか。これが四位一体療法の今後の課題です。そのことを痛感させられた患者さんでした。

CASE 6

乳がん

M・Iさん
47歳／女性
福岡県在住

手術を拒否して代替医療に賭ける がん消失は未確認ながら乳房温存に成功

病歴

乳がん検診の触診で2～3センチのしこりがあったため、マンモグラフィー検査を行い乳がんと診断されました。乳がんはなかなか自分で見つけるチャンスは少ないようです。この患者さんも自分では異常には全く気づいておらず、たまたま検診で発見されました。

わりと初期の乳がんですから西洋学的には手術の適応になります。最近はがんを含めて乳房を部分的に切除し、乳房を残す温存手術の行われることも多いようですが、女性ですからできることなら乳房にメスを入れたくはありません。温存手術とはいえ、メスを入れることで傷が残ったり乳房が変形したりすることもあります。温存手術がもてはやされていますが、そうした後遺症などに悩む女性が多いことは案外知られていません。

乳房は、胃とか肝臓など内臓と違って露出する部分ですから、皆さんやはり切りたくないという思いが強いのです。この方も最初から手術は拒否し、代替医療で治したいということで来院しました。私の書籍を読んでいたとのことでした。

初診時

▼平成16年11月11日初診

最初の波動検査の「がん」の数値は7でした。「7なら切らなくても全く問題ありません」とお話しするととても安心した様子でした。

治療内容

食事療法と水療法、低分子フコイダン療法を選びました。ワクチン療法は行っていません。フコイダンの1日飲用量は300ccからスタートしました。

経過

▼平成16年11月26日

2回目の受診は初診から2週間後です。「しこりが小さくなったような気がするので波動検査をしてください」と希望されました。しかし、いくらなんでもそんなに早く効果は出ないはずです。検査料もかかるわけですから勿体ありません。そこで、「2週間では結果は出ないと思います」といったのですが、女性ですからもう必死なのです。とにかく切らずに治したいという思いが強い。早く安心したいから1カ月も待てないのです。

そこまでいうならと波動検査を行ったわけです。驚きました。たかだか2週間しか経っていないのに「がん」の数値が8になっていたのです。早く治したいという一念で、波動水もフコイダンも頑張って飲んだのでしょう。彼女が「しこりが小さくなった」というのもまんざら間違いではなかったのかもしれません。

ともかく、数値が8になったわけですからもう安心です。そこで、低分子フコイダンは減量して1日100ccにしました。ただし、しこりが完全に消えたわけではありません。

▼平成17年5月20日

前回の受診で「がん」の波動が8に上がり、それからしばらくは8が続いていました。それが半年後には9まで上がりました。この時点で腫瘍はほとんど消失していましたが、ごく小さな残骸みたいなものがあるような感じはするとのことでした。万が一、がんが残っていると再発や転移の危険もあるので生検を受けるようすすめたのですが、この方も西洋医学の病院には行きたがらないのです。波動の数値も改善しているし、体調はいいし、おまけに体重も増えているということで安心しているようです。

コメント

現在も低分子フコイダンを1日40〜50ccほど再発予防のために飲んでいますが、本人としてはもう自分のがんは治ったという感覚でいるようです。

乳がんの場合、改善すればしこりが小さくなるのが自分で触ってわかりますから、画像で確認しなくてもいいと考えがちなようです。しかし、私としては完全に消失したという確認をしていないので、「完治した」と断言できないというジレンマがあります。

おわりに

私は常々こう感じています。日本の多くの医療現場では「がん」というものの姿が歪められて患者さんに伝えられているのではないか——と。

現代の日本人は「がんになりやすい環境」で生きています。でも、そのわりにはがんのことをよく知りません。そのため、いざ自分が、あるいは大切な家族ががんを患ったときに、パニック状態になって右往左往してしまい、医師にいわれるまま納得のいかない治療を受ける羽目になってしまいます。

それに、西洋医学的な治療に慣らされてしまっているので、がんになってしまったら、もはやできることは限られていると無意識のうちに思いがちです。

ですから逆に、いわゆる早期発見で「手術で切除できる」と聞けばそれがあたかも最善の治療のように思えてきます。あるいは、抗がん剤や放射線療法が必要だといわれれば、効果にはさしたる期待はしていないとしても、それに従うしか方法はありません。末期がんともなれば、もはや諦めるしか術はないのだろうと多くの人がなんとなく思いこんでいます。

だけど、何かがおかしいとは思いませんか？　本当に選択肢はそれだけしかないのでしょうか？

がんの治療法の本当の良し悪しは、おそらく自分が患者にならないとわからないものだと思います。西洋医学の恐ろしさも当事者にならないと実感できないだろうし、代替医療の良さも受けてみないことにはわからないのではないでしょうか。

しかし、西洋医学的なアプローチに疑念を抱いたとしても、いわゆる大病院のプレッシャーたるや相当なものです。なんとなく「Ｎｏ」とはいえない雰囲気の中で、まるでベルトコンベアーで運ばれるように、パターンどおりの治療法を選ぶことを余儀なくされてしまいます。しかも、恐ろしいことに治療メニューを提示した当の医師たちも「たぶん効果は薄いだろう」と思っているにもかかわらずです。かといって、彼らにしてみれば立場上、代替医療を認めるわけにもいかないのです。まさに「患者不在」の医療です。

この理不尽かつ非人間的ながん医療の現実に、私は一人の医師としてとても耐えることができませんでした。そして、前述したように、手術、化学療法、放射線療法を補完するがんの第４の治療法として注目されている代替医療に出会って、その驚くべき効果を目の当たりにしてきたわけです。でも、代替医療を選択するかどうかは最終的には患者さん自身の意思です。

ただし、強調しておきたいことがあります。がんはたしかに強敵なのです。どれほど優れた代替医療でも一つの治療法ではとても太刀打ちできません。よく一つの抗がん食品や健康食品がまるで万能であるかのように喧伝されますし、「これだけ飲めばがんが治る」と思っている方もいますが、がんはそんな単純な病気ではありません。

私が行っている食事療法、水療法、フコイダン療法、ワクチン療法にしてもそれぞれ単独では20〜30%の改善率にすぎません。しかし、これらを組み合わせることによって改善率を上げることができます。さらに、患者さん自身の精神力も重要です。こうしたいろいろなパワーを総動員してはじめて、がんと対等に勝負することが可能になります。

当院では、患者さんの症状に合わせてどの治療法とどの治療法をプラスするかを考え、バランスのとれた「最善策」を提供してがんの治療をすすめています。

これが「安藤式四位一体療法」の真髄です。

私は約10年間、試行錯誤と苦労を重ねた末にここへたどり着きました。本当に具体的な手応えを感じ始めたのはここ3年ほどのことです。個々の患者さんにとってのサプリメントや治療法の効果について自分としては信じるに足る指標、つまり波動測定という手段を手に入れたからです。

フコイダンにしても還元水にしても多くのメーカーからたくさんの商品が販売されています。そのなかで本当にエネルギーのあるものはせいぜい2％。玉石混交どころか、広い砂場に1粒のダイヤモンドが埋まっているようなものです。これを素人である患者さんが見つけ出すことは不可能です。情報は錯綜し、本物を見きわめるための決め手となる判断材料が提示されていないのですから。

ましてや、がんの患者さんです。失敗は許されません。時間も限られています。数多く出回っているがんや抗がん食品の本を読むだけでも大変な作業です。もちろん、自分に効くものを試している猶予などとてもありません。

一方で、たとえばフコイダンのなかで98％に入る「偽物」を運悪くつかんでしまった患者さんが、効果を得られないどころか副作用などの問題が起きたとしましょう。すると、2％の「本物」も含めたすべてのフコイダンが社会的に「NO GOOD」のレッテルを貼られてしまいます。まがい物が一つ出るだけで本物も誤解されてしまう。その結果、患者さんを救うことのできる可能性が一つ断たれることになるかもしれないのです。

代替医療でがんから生還したある患者さんが、体験記で次のような趣旨のことを述べていました。

厚生労働省がきちんとした調査を行って、健康食品（サプリメント）の基準を設け、明確に規格表示できるシステムをつくるべきだ——と。

私も全く同感です。それが答えだと思います。評価の方法のないことが代替医療の普及を妨げています。だから現状では、代替医療の選択基準は患者さん同士の口コミがほとんどなのです。

繰り返します。がんの患者さんは、そのサプリメントが「なぜ効くのか?」を知りたいのではありません。「私のがんに効きますか?」という答えを求めているのです。

年々増加しているがん患者さんにとって、代替医療が少しでもその苦痛をやわらげる役割を果たせるようになれば私にとって望外の喜びです。

そして、現在がんと闘っているすべての患者さんが、自分にとって最も効果のある治療法に「最短距離で」出会うことができるよう切に願って筆を置きます。

安藤由朗

第9刷重版にあたって

本書を発刊し、早くも約6年が経過しました。

おかげさまで第9刷まで版を重ね、著者である私も驚いております。

でもそれは、がんの患者様がご自身の受けられている今の治療に不安を持ち、代替療法に希望の光を見出されていることの証明のように感じられてなりません。

2007年~2013年までの約6年間、当院を受診された新規患者数は1353名を数えます。

私が代替医療を手掛けて17年になりますが、合計2609名以上の患者さんに、安藤式四位一体療法の必要性と有効性をご理解頂き、その多くの患者さん、ご家族から良い結果と報告を頂いております。

安藤式療法は、生活の改善にあたりご家族の方の協力が不可欠となります。

ぜひ本書はご家族の方とご一緒に読まれることをおすすめいたします。

2013年10月8日

「がん」になったら、私《わたし》はこの代替《だいたい》医療《いりょう》を選択《せんたく》する

2007年11月15日　初版第１刷
2013年10月８日　　　第９刷

著　者 ――――――――――― 安藤由朗《あんどうよしろう》
発行者 ――――――――――― 坂本桂一
発行所 ――――――――――― 現代書林
〒162-0053　東京都新宿区原町3-61　桂ビル
TEL／代表　03(3205)8384
　　　編集　03(3205)8882
振替00140-7-42905
http://www.gendaishorin.co.jp/

本文・カバーデザイン ――― 吉﨑広明

印刷・製本：広研印刷㈱
乱丁・落丁本はお取り替えいたします。

定価はカバーに
表示してあります。

ISBN978-4-7745-1084-2　C0047